Somatisierungsstörung und Hypochondrie

Fortschritte der Psychotherapie
Manuale für die Praxis

herausgegeben von

Prof. Dr. Dietmar Schulte, Prof. Dr. Klaus Grawe
Prof. Dr. Kurt Hahlweg, Prof. Dr. Dieter Vaitl

Band 1

Somatisierungsstörung und Hypochondrie

von

Winfried Rief
und
Wolfgang Hiller

Hogrefe · Verlag für Psychologie
Göttingen · Bern · Toronto · Seattle

Somatisierungsstörung und Hypochondrie

von

Winfried Rief

und

Wolfgang Hiller

Hogrefe · Verlag für Psychologie
Göttingen · Bern · Toronto · Seattle

Univ. Doz., Dr. rer. soc. Winfried Rief, geb. 1959. Studium der Physik in Karlsruhe, Studium der Psychologie in Trier. 1987 Promotion. Anschließend Tätigkeit in verschiedenen Psychiatrischen und Psychosomatischen Kliniken. 1994 Habilitation. Seit 1989 Leitender Psychologe in der Klinik Roseneck in Prien a. Chiemsee.

Univ. Doz., Dr. rer. nat. Wolfgang Hiller, geb. 1955. Studium der Psychologie in Göttingen. 1986 Promotion. Anschließend Wissenschaftlicher Mitarbeiter am Max-Planck-Institut für Psychiatrie in München. Seit 1990 Tätigkeit an der Medizinisch-Psychosomatischen Klinik Roseneck in Prien a. Chiemsee. 1996 Habilitation.

Die Deutsche Bibliothek - CIP-Einheitsaufnahme

Rief, Winfried:
Somatisierungsstörung und Hypochondrie / von Winfried Rief und Wolfgang Hiller. - Göttingen ; Bern ; Toronto ; Seattle : Hogrefe, Verl. für Psychologie 1998
(Fortschritte der Psychotherapie ; Bd. 1)
ISBN 3-8017-1059-9

Satz: Druckvorlagen Bernert, Göttingen
Druck: Dieterichsche Universitätsbuchdruckerei
W. Fr. Kaestner GmbH & Co. KG, D-37124 Rosdorf/ Göttingen
Printed in Germany
Auf säurefreiem Papier gedruckt

ISBN 3-8017-1059-9

Inhaltsverzeichnis

1 Beschreibung der Störung

Im Gegensatz zu vielen anderen psychischen Störungen galten die somatoformen Störungen lange Zeit als „Neuland" und weitgehend unerforscht. Während z. B. auf den Gebieten der depressiven Störungen, der Schizophrenie oder den Abhängigkeitserkrankungen seit mehreren Jahrzehnten intensiv wissenschaftlich gearbeitet wurde und daher mittlerweile ein umfangreiches Störungswissen vorliegt, ist der Begriff der somatoformen Störungen erst seit 1980 eingeführt. In der Psychiatrie wird das Krankheitsbild bis heute als „Stiefkind" behandelt, da die Anzahl von Patienten[1] mit somatoformen Störungen in diesem Bereich nicht allzu groß ist und für psychopharmakologische Behandlungen keine klare Indikation besteht. Auch im Bereich der Klinischen Psychologie hat erst in den letzten Jahren das Interesse an störungsspezifischen Modellen und Behandlungsansätzen beträchtlich zugenommen.

Begriff Somatoforme Störungen seit 1980

Die Anzahl wissenschaftlicher Veröffentlichungen zum Thema der somatoformen Störungen ist jedoch mittlerweile sprunghaft angestiegen. Der Behandler ist somit nicht mehr alleine auf eigene Überlegungen und Improvisation bei diesem Störungsbild angewiesen, sondern kann sich bei vielen Schritten seines Vorgehens auf wissenschaftliche Befunde beziehen. Mit diesem Buch soll dazu beigetragen werden, die Erkenntnisse der letzten Jahre vor allem in ihrer Praxisrelevanz darzustellen, um so das diagnostische und therapeutische Vorgehen zu erleichtern.

1.1 Bezeichnung[2]

Mit der diagnostischen Abgrenzung der somatoformen Störungen wird keineswegs eine homogene Population beschrieben. Die Bezeichnung dient vielmehr als Oberbegriff für eine Gruppe von Personen, bei denen medizinisch unklare körperliche Symptome im Vordergrund der klinischen Symptomatik stehen. Die Art der körperlichen Beschwerden sowie die spezielle Kombination von Einzelsymptomen kann im Einzelfall sehr unterschiedlich

Unterscheide:
- **polysymptomatisch**
- **monosymptomatisch**
- **hypochondrisch**

1 Hier und im folgenden werden wir oftmals nur die männliche Form aufführen, obwohl Personen beiderlei Geschlechts angesprochen sein sollen. Dies geschieht ausschließlich aus Gründen der Lesbarkeit. Wir bitten unsere Leserinnen hierfür um Verständnis.

2 Zur weiteren Verbesserung der Lesbarkeit werden nicht alle Literaturhinweise im Text aufgeführt. Interessierte Leser seien auf die angegebene weiterführende Literatur verwiesen.

sein. Bei *polysymptomatischen Störungen* entwickeln die betroffenen Patienten eine Vielzahl von unterschiedlichen und wechselnden Symptomen, so daß sich die Aufmerksamkeit und Sorge nach einiger Zeit immer wieder auf andere Körperfunktionen und anatomische Bereiche richtet. Dagegen sind die *monosymptomatischen Störungen* durch nur wenige und eng umschriebene körperliche Beschwerden und Beeinträchtigungen charakterisiert. Auch die Fehlinterpretation von harmlosen körperlichen Mißempfindungen als Zeichen einer ernsthaften oder sogar tödlich verlaufenden Krankheit und die damit verbundenen hypochondrischen Ängste und Überzeugungen werden heute den somatoformen Störungen zugerechnet.

ICD-10	DSM-IV
– Somatisierungsstörung (F45.0)	– Somatisierungsstörung (300.81)
– Undifferenzierte somatoforme Störung (F45.1)	– Undifferenzierte somatoforme Störung (300.81)
– Somatoforme autonome Funktionsstörung (F45.3x)	– ---
– Anhaltende somatoforme Schmerzstörung (F45.4)	– Schmerzstörung (307.xx)
– [Konversionsstörung][a]	– Konversionsstörung (300.11)
– Hypochondrische Störung (F45.2)	– Hypochondrie (300.7)
– [Dysmorphophobe Störung][b]	– Körperdysmorphe Störung (300.7)
– [Neurasthenie] (F48.0)[c]	– ---

[a] in ICD-10 im Kapitel F44 aufgeführt (dissoziative und Konversionsstörungen)
[b] entspricht der körperdysmorphen Störung; in ICD-10 nur als Unterform der hypochondrischen Störung aufgeführt
[c] in ICD-10 unter Kapitel F48 aufgeführt (sonstige neurotische Störungen)

Abbildung 1:
Somatoforme Störungen in den Klassifikationssystemen ICD-10 und DSM-IV

Somatoforme Störungen F45 in ICD-10

Ausgerichtet am Leitmerkmal der „körperlichen Symptome ohne organische Ursache“ sind die somatoformen Störungen im Klassifikationssystem ICD-10 (Dilling et al., 1994) in einem eigenen Unterkapitel (F45) zusammengefaßt. Gemeinsam mit den Angststörungen, der Zwangsstörung und den Anpassungsstörungen gehören sie zum Hauptkapitel F4 der „neurotischen, Belastungs- und somatoformen Störungen“. In Abbildung 1 sind die einzelnen differenzierbaren Kategorien der somatoformen Störungen nach ICD-10 aufgelistet und den analogen Kategorien des amerikanischen Systems DSM-IV (Saß et al., 1996) gegenübergestellt. Zu den polysymptomatischen Störungen werden nach ICD-10 die *Somatisierungsstörung*, die *undifferenzierte somatoforme Störung* sowie die *somatoforme autonome Funktionsstörung* gezählt. Dagegen ist die *anhaltende somatoforme Schmerzstörung* im Sinne eines monosymptomatischen Störungsbildes auf das Vorhandensein von längerdauernden und durch psychische Faktoren beeinflußten chronischen Schmerzen begrenzt. Ähnliches gilt für die durch neurologische Symptome gekennzeichnete *Konversionsstörung*, die allerdings in der ICD-10 innerhalb eines separaten Kapitels (F44) beschrieben ist. Anders als in ICD-10 wird die Konversionsstörung im DSM-IV zu den

Untergruppen somatoformer Störungen

somatoformen Störungen gerechnet, da auch bei dieser Störungsvariante medizinisch unklare körperliche Beschwerden das zentrale Merkmal darstellen.

Neben den genannten Kategorien nimmt die *hypochondrische Störung* eine gewisse Sonderrolle ein, da für diese nicht das bloße Auftreten von körperlichen Beschwerden ausschlaggebend ist, sondern die längerdauernde und ausgeprägte Angst und Besorgnis, eine schwere körperliche Krankheit zu bekommen oder bereits erkrankt zu sein. Durch die Betonung der *Ängste* als zentralem Merkmal scheint eine deutliche Nähe zu den Angststörungen zu bestehen. Am deutlichsten wird dies beim Vergleich mit der Panikstörung, bei der viele der betroffenen Personen ebenfalls unter erheblichen Krankheitsängsten leiden (fast immer werden kardiovaskuläre Erkrankungen befürchtet) und sich meist auch entsprechend intensiv medizinisch „abklären" lassen. Der nosologische Status der hypochondrischen Störung ist daher nicht unumstritten, doch wird sie in den heutigen Klassifikationssystemen einheitlich zu den somatoformen Störungen gezählt. Aus der klinischen Perspektive wird sie jedoch als Bindeglied zwischen den Angst- und somatoformen Störungen angesehen, zumal auch beim therapeutischen Vorgehen viele Parallelen bestehen. Mit der hypochondrischen Störung weist auch die *körperdysmorphe* Störung Ähnlichkeiten auf. Hierbei bestehen jedoch keine Ängste bezüglich des Vorliegens einer ernsthaften Krankheit, sondern die betroffenen Personen leiden an der (Fehl-)Überzeugung, durch bestimmte äußere Körpermerkmale wie z. B. die Form der Nase oder Hautflecken „entstellt" oder „häßlich" zu sein.

Angst zentral bei Hypochondrie

Beachte: Der Ausdruck „Somatoforme Störung" stellt einen Oberbegriff dar, unter dem verschiedene Störungsvarianten und Kategorien zusammengefaßt sind. Bei der Diagnosenstellung und Beschreibung einzelner Patienten sollte stets mit den speziellen Kategoriebegriffen gearbeitet werden.

Als klinisches Konzept und Fachausdruck wurden die somatoformen Störungen 1980 durch die damalige 3. Revision des DSM-Systems (DSM-III) verbindlich eingeführt. Andererseits ist das Phänomen von körperlichen Symptomen ohne organische Ursache natürlich nicht neu, sondern wurde früher mit anderen Ausdrücken bezeichnet. Am ältesten ist der Begriff der *Hysterie*, mit dem über die Jahrhunderte hinweg vielfältige, z. T. auch widersprüchliche und magisch anmutende Bedeutungen verbunden waren. Diese lassen sich bis in die ägyptische und griechische Medizin der Antike zurückverfolgen. Nach dem griechischen Arzt Hippokrates wurde die Hysterie mit abdominellen und Unterleibsbeschwerden bei Frauen in Verbindung gebracht, die einen unerfüllten Kinderwunsch hatten (Hystera ist der griechische Ausdruck für Gebärmutter). Über die Ätiologie bestand lange Zeit die Vorstellung, daß die Symptome durch sexuelle Abstinenz oder aufgrund von Besessenheit durch Dämonen hervorgerufen seien. Im Rah-

Hysterie als Vorläufer des Konzeptes

men der psychoanalytischen Modelle wurde der Begriff der *Konversion* in Zusammenhang mit dem Fall der Anna O. von Freud eingeführt. Danach handelt es sich bei den körperlichen Symptomen um eine „neurotische Scheinlösung" von intrapsychischen, insbesondere unterdrückten inzestuösen und anderen sexuellen Konflikten. Die Hysterie wurde lange auch als „geheime Botschaft" im Sinne eines indirekten Ausdrucks von Wünschen, Bedürfnissen und Gefühlen durch Körpersymptome interpretiert. Beispielsweise wurde angenommen, daß Brechreiz durch nicht-ausgedrückten Ekel entstehe, unterdrückte Wut zu Erregungen des autonomen Nervensystems führe oder Schluckbeschwerden die Folge von Zumutungen oder Kränkungen seien.

Briquet-Syndrom als Neuformulierung des Hysterie-Begriffs

Die Arbeiten des französischen Psychiaters Briquet aus dem 19. Jahrhundert wurden in den 60er Jahren unseres Jahrhunderts in den USA durch Samuel B. Guze aufgegriffen und weiterentwickelt. Dabei wurde auch die Relevanz einzelner Symptome für das Gesamtsyndrom näher überprüft. Guze und seine Mitarbeiter prägten den Begriff des *Briquet-Syndroms*, der als Neuformulierung der Hysterie 1972 erstmals im Rahmen der sogenannten Feighner-Kriterien als operationalisierte Diagnose beschrieben wurde. In nur leicht modifizierter Form wurde das Briquet-Syndrom unter der Bezeichnung *Somatisierungsstörung* 1980 in das damals neuartige Klassifikationssystem DSM-III übernommen. Der Ausdruck „Somatisierung" war ursprünglich mit der Bedeutung assoziiert, daß sich Gefühle in körperlicher Form ausdrücken, heute wird er jedoch überwiegend synonym mit dem Ausdruck „somatoform" verwendet (Somatisierung = Entwicklung von Körpersymptomen ohne nachweisbare organische Ursache).

> **Beachte:** Die heutige Somatisierungsstörung ist historisch in der Hysterie verwurzelt. Das moderne Störungskonzept ist deskriptiv und geht auf die Arbeiten von Briquet zurück. Stigmatisierende Begriffe wie „Hysterie" oder „hysterisch" sollten heutzutage nicht mehr verwendet werden.

Viele diagnostische Begriffe für das gleiche Syndrom

Trotz der begrifflichen Vereinheitlichung in den letzten Jahrzehnten ist der *tägliche Sprachgebrauch* in der klinischen Praxis nicht nur auf die Kategorienüberschriften der Klassifikationssysteme begrenzt. Es existieren eine Vielzahl von gängigen und beliebten Diagnosebezeichnungen, die von Praktikern unterschiedlicher Ausrichtung gerne unter spezieller Berücksichtigung ihres Fachgebietes oder zur Kommunikation mit anderen Kollegen verwendet werden (s. Kasten). Jedoch sind diese Bezeichnungen in der Regel nicht exakt definiert, betonen nur einzelne Aspekte des Syndroms und sind nicht Bestandteil eines der heutigen Klassifikationssysteme. Ähnliches gilt für die von Praktikern gerne verwendeten Ausdrücke der „larvierten" oder „somatisierten Depression". Auf die Problematik dieser Begriffe wird in Abschnitt 1.3 bei der Frage der Differentialdiagnosen noch näher eingegangen.

Für einige spezifischere Störungsbilder wie das „Colon irritabile", die „Fibromyalgie" oder das „chronic fatigue syndrome" (chronisches Erschöpfungssyndrom), die auch auf ähnliche Symptomatiken hinweisen, existieren mittlerweile explizite diagnostische Kriterien außerhalb der offiziellen Klassifikationssysteme. Ähnliches gilt für den Bereich der Kopfschmerzen, für die durch die „International Headache Society" (IHS) weitgehend akzeptierte und zumindest im Forschungsbereich häufig verwendete Kriterien entwickelt wurden.

Beachte: Folgende ältere Bezeichnungen weisen oftmals auf somatoforme Störungen hin:

Funktionelle Beschwerden	Somatisierte oder larvierte Depression
Psychovegetatives Syndrom	Vegetative Dystonie
Psychovegetative Labilität	Nervöses Erschöpfungssyndrom
Psychosomatischer Beschwerdekomplex	Prämenstruelles Syndrom
Globus hystericus (Mißempfindungen im Kehlkopfbereich/beim Schlucken)	Chronisches Magen-Darmsyndrom

Schließlich soll noch darauf hingewiesen werden, daß zusätzlich zur Gruppe der somatoformen Störungen in ICD-10 auch die Diagnose der *Neurasthenie* aufgenommen und definiert wurde. Als „neurasthenische Neurose" hat dieses Konzept u. a. in der deutschsprachigen Psychopathologie eine lange Tradition. Während sich diese Diagnose in den angelsächsischen Ländern kaum durchgesetzt hat, stellt die Neurasthenie in China eine sehr häufig gestellte Diagnose unter den psychischen und psychosomatischen Erkrankungen dar. Sie bezeichnet ein Störungsbild, bei dem die Betroffenen wenig belastbar sind und unter Streß oder Anforderung sehr rasch körperliche Symptome sowie ein allgemeines Insuffizienzgefühl entwickeln. Problematisch an der in ICD-10 aufgenommenen Diagnosenbeschreibung ist jedoch, daß die genauere Abgrenzung zu den somatoformen Störungen unbefriedigend geblieben ist.

ICD-10 unterscheidet Neurasthenie von somatoformen Störungen

1.2 Definitionskriterien nach ICD-10

Die diagnostischen Kriterien und Entscheidungsregeln der einzelnen Kategorien sind in den sogenannten *ICD-10-Forschungskriterien* (Dilling et al., 1994) aufgeführt. Leider stellt ICD-10 keine einheitliche Publikation dar, sondern es wurde neben den Forschungskriterien ein Parallelband der „Klinisch-diagnostischen Leitlinien" herausgegeben (Dilling et al., 1993). In diesen Leitlinien sind die einzelnen Störungsbilder zwar in weitgehender Übereinstimmung mit den Forschungskriterien beschrieben, die beim Diagnostizieren gezielt zu überprüfenden Kriterien sind aber nicht präzise

Eher ICD-10 Forschungskriterien verwenden

aufgelistet. Vielmehr handelt es sich um Glossar-ähnliche Beschreibungen, die zwar eine gewisse Orientierung erlauben, doch als Grundlage einer exakten Diagnostik wenig hilfreich sind. Daher sollte sich auch der Praktiker – in Analogie zum amerikanischen DSM-IV-System – an den Forschungskriterien der ICD-10 orientieren.

	Somatisierungsstörung (F45.0):
a)	Multiple und wechselnde körperliche Symptome über mindestens zwei Jahre (nicht oder nicht ausreichend durch eine körperliche Krankheit erklärt).
b)	Andauerndes Leiden und mehrfache Arztkonsultationen.
c)	Keine oder nur unzureichende Akzeptanz der ärztlichen Feststellung, daß keine ausreichende körperliche Ursache für die körperlichen Symptome besteht.
d)	Mindestens sechs Symptome aus mindestens zwei verschiedenen Gruppen: *Gastro-intestinale Symptome:* (1) Bauchschmerzen, (2) Übelkeit, (3) Gefühl von Überblähung, (4) schlechter Geschmack im Mund oder extrem belegte Zunge, (5) Erbrechen oder Regurgitation von Speisen, (6) häufiger Durchfall oder Austreten von Flüssigkeit aus dem Anus. *Kardiovaskuläre Symptome:* (7) atemlos ohne Anstrengung, (8) Brustschmerzen. *Urogenitale Symptome:* (9) Miktionsbeschwerden, (10) unangenehme Empfindungen im Genitalbereich, (11) ungewöhnlicher oder verstärkter vaginaler Ausfluß. *Haut- und Schmerzsymptome:* (12) Fleckigkeit oder Farbveränderungen der Haut, (13) Schmerzen in Gliedern, Extremitäten oder Gelenken, (14) unangenehme Taubheit oder Kribbelgefühle.
e)	Nicht nur während einer psychotischen, affektiven oder Panikstörung.
	Somatoforme autonome Funktionsstörung (F45.3):
a)	Vorliegen von Symptomen autonomer (vegetativer) Erregung des Herz- und kardiovaskulären Systems, oberen oder unteren Gastrointestinaltraktes, respiratorischen Systems oder Urogenitalsystems.
b)	*Mindestens zwei vegetative Symptome:* (1) Palpitationen, (2) Schweißausbrüche, (3) Mundtrockenheit, (4) Hitzewallungen oder Erröten, (5) Druckgefühl im Epigastrium oder Kribbeln oder Unruhe im Bauch.
c)	*Mindestens ein weiteres Symptom:* (6) Brustschmerzen oder Druckgefühl in der Herzgegend; (7) Dyspnoe oder Hyperventilation; (8) Ermüdbarkeit bei leichter Anstrengung; (9) Luftschlucken oder brennendes Gefühl im Brustkorb oder im Epigastrium; (10) häufiger Stuhldrang; (11) Miktionsbeschwerden; (12) Gefühl der Überblähung oder Völlegefühl.
d)	Keine Störung der Struktur oder Funktion der betroffenen Organe oder Systeme.
e)	Nicht nur während einer phobischen oder Panikstörung.
	Hypochondrische Störung (F45.2):
a)	Entweder sechs Monate anhaltende Überzeugung, an einer körperlichen Krankheit zu leiden, oder anhaltende Beschäftigung mit einer angenommenen Entstellung oder Mißbildung (dysmorphophobe Störung).
b)	Andauerndes Leiden oder Beeinträchtigung des alltäglichen Lebens sowie Aufsuchen von medizinischen Behandlungen.
c)	Keine oder nur unzureichende Akzeptanz der ärztlichen Feststellung, daß keine ausreichende körperliche Ursache für die körperlichen Symptome besteht.
d)	Nicht nur während einer psychotischen oder affektiven Störung.

Abbildung 2:
Kurzfassung der diagnostischen Kriterien nach ICD-10

Eine *Kurzfassung der Kriterien* für die Somatisierungsstörung, die somatoforme autonome Funktionsstörung sowie die hypochondrische Störung ist in Abbildung 2 wiedergegeben. Somatisierungsstörung und somatoforme autonome Funktionsstörung sind durch Symptomlisten von 14 bzw. 12 Beschwerden gekennzeichnet, von denen mindestens sechs bzw. drei Symptome vorliegen müssen. Zu beachten ist, daß die somatoforme autonome Funktionsstörung der Somatisierungsstörung hierarchisch übergeordnet ist, da (nach Kriterium A der Somatisierungsstörung) diese nicht diagnostiziert werden darf, wenn Symptome vegetativer Erregung im Vordergrund des klinischen Erscheinungsbildes stehen. In dieser Hinsicht besteht eine erhebliche Abweichung vom DSM-IV-System, das die Kategorie der somatoformen autonomen Funktionsstörung gar nicht kennt. Auch ist in DSM-IV die Liste der für die Somatisierungsstörung möglichen Beschwerden mit insgesamt 33 Symptomen wesentlich umfangreicher. Von diesen 33 Symptomen müssen mindestens acht vorliegen, darunter mindestens vier Schmerzsymptome, zwei gastrointestinale Symptome, ein psychosexuelles Symptom und ein pseudoneurologisches Symptom.

Symptomlisten zur Klassifikation der Somatisierungsstörung

Die hypochondrische Störung bezieht sich hauptsächlich auf übermäßige Krankheitsängste und -überzeugungen und kann nach ICD-10 prinzipiell *zusätzlich* zu einer Somatisierungsstörung, somatoformen autonomen Funktionsstörung, anhaltenden somatoformen Schmerzstörung oder Konversionsstörung diagnostiziert werden. Für die Definition der hypochondrischen Störung und der Schmerzstörung sind die Unterschiede zwischen ICD-10 und DSM-IV nur geringfügig. Als Mindestdauer der Symptome ist für beide Störungsbilder ein Zeitraum von mindestens sechs Monaten erforderlich.

Hypochondrie als Zusatzdiagnose

Beachte: In den ICD-10-Forschungskriterien sind die diagnostischen Kriterien für die verschiedenen Kategorien der somatoformen Störungen aufgeführt. Diese sollten bei der konkreten Diagnosenstellung gezielt überprüft werden. Nur durch systematische Orientierung an den Einzelkriterien ist eine genaue Diagnose und Differentialdiagnose möglich.

1.3 Differentialdiagnose

Das Auftreten einzelner somatoformer Symptome ist nicht gleichbedeutend mit einer somatoformen Störung. Eine Diagnose darf nur dann gestellt werden, wenn die körperlichen Beschwerden mit einem erheblichen *subjektiven Leiden* oder mit *Beeinträchtigungen im sozialen, beruflichen oder familiären Lebensumfeld* verbunden sind. Dies kann durchaus in Analogie zu anderen psychischen Störungen gesehen werden, da z.B. sehr viele Menschen im Laufe ihres Lebens depressive Verstimmungen oder Gefühle von Niedergeschlagenheit empfinden, ohne daß diese emotionalen Veränderungen lange dauern oder schwerwiegend sind. Insofern setzt die Diagnose einer psychischen Störung stets klinisch relevante subjektive oder objektive Behinderungen im Sinne eines Schweregradkriteriums voraus.

Diagnose nur bei erheblicher Beeinträchtigung

In mehreren klinischen Studien wurde gezeigt, daß bei Patienten mit einzelnen somatoformen Symptomen oftmals auch andere, d. h. nicht-somatoforme Störungen vorliegen. Häufig standen dabei die körperlichen Symptome nicht im Vordergrund, sondern es dominierten emotionale und verhaltensbezogene Probleme und die entsprechenden Diagnosen bezogen sich auf Depressionen, Angst- und Persönlichkeitsstörungen. Da in den Klassifikationssystemen ICD-10 und DSM-IV das sog. *Komorbiditätsprinzip* (multiple Diagnosen) favorisiert wird (vgl. auch Abschnitt 1.6), sollten beim Zutreffen der jeweiligen Kriterien grundsätzlich mehrere Störungen diagnostiziert werden. Dies setzt allerdings eine klare Abgrenzbarkeit zwischen somatoformen und anderen Störungen voraus.

Im folgenden werden wir auf einige differentialdiagnostische Fragestellungen näher eingehen:

- *Depressive Störungen.* Im Prinzip besteht zwischen somatoformen und affektiven Störungen eine klare Trennlinie, da zum einen körperliche Beschwerden und zum anderen Veränderungen der Stimmung in Form von Niedergeschlagenheit, Bedrücktheit und Traurigkeit die entscheidenden Leitsymptome darstellen. Dennoch ist die Abgrenzung in der Vergangenheit immer wieder – vor allem durch das Konzept der „somatisierten Depression“ – in Frage gestellt worden. Nach diesem Konzept werden Somatisierungssymptome den depressiven Störungen zugeordnet und erhalten keinen eigenständigen nosologischen Stellenwert. Durch ihre Tendenz zur Klagsamkeit und der manchmal starren Fixiertheit auf die körperlichen Symptome ist von klinischer Seite immer wieder vermutet worden, daß Patienten mit somatoformen Störungen ihre Gefühle „abwehren“ oder „nicht zulassen“. Insofern unterstellt das Modell der somatisierten Depression eine Art „unterdrückte Depression“, die durch die körperlichen Symptome in verzerrter Form und möglicherweise auch unter soziokulturell akzeptableren Bedingungen zum Ausdruck kommt (falls z.B. psychische Probleme durch die gesellschaftliche Bewertung weniger Akzeptanz finden als somatische Symptome).

  Allerdings konnte das Konzept der somatisierten Depression in wissenschaftlichen Studien nie ausreichend belegt werden. Zwar ist wiederholt beobachtet worden, daß Patienten mit somatoformen Störungen Defizite in der Wahrnehmung und im Ausdruck von Emotionen aufweisen, jedoch gehen die körperlichen Beschwerden in sehr vielen Fällen auch mit erheblichen affektiven Auffälligkeiten einher. Zudem sind auch solche Patienten nicht selten, die ihre körperlichen Symptome in eher übertriebener und theatralischer Form darstellen und keineswegs in ihren emotionalen Ausdrucksmöglichkeiten eingeengt zu sein scheinen. So zeigten amerikanische Studien, daß somatoforme Störungen in recht eindrucksvoller Weise mit Merkmalen einer histrionischen Persönlichkeitsstörung kombiniert sein können. In den letzten Jahren wurde das

  Somatisierte Depression ist unbelegtes Konstrukt

Konzept der somatisierten Depression nicht mehr weiter verfolgt, da durch das Komorbiditätsprinzip die Möglichkeit bestand, neben einer somatoformen Störung zusätzlich auch eine depressive Störung zu diagnostizieren und somit beide Komponenten auf der Diagnosenebene darzustellen. Es bleibt aber nach wie vor offen, ob beiden (deskriptiv unterscheidbaren) Störungsbildern tatsächlich eine gemeinsame Ätiologie und Pathogenese zugrundeliegen oder aber grundverschiedene Wirkmechanismen. Aus einer eigenen Studie wissen wir, daß zwischen dem Erstauftreten der somatoformen und der depressiven Störung viele Jahre liegen können und daß sich in einigen Fällen zuerst die depressive und in anderen Fällen zuerst die somatoforme Störung entwickelt. Daher erscheint es sinnvoll, getrennte Diagnosen zur Verfügung zu haben und das vielschichtige Störungsbild nicht unter einem globalen Konzept zusammenfassen zu müssen (Rief et al., 1992).

Somatoforme und depressive Störungen haben unterschiedlichen Verlauf

- *Angststörungen.* Gegenüber phobischen Störungen, Panikstörung und generalisierter Angststörung sollten die somatoformen Störungen besonders sorgfältig abgegrenzt werden. Ausgeprägte Angstzustände sind ebenfalls mit körperlichen und insbesondere vegetativen Begleitsymptomen verbunden. Hierzu gehören ein unregelmäßiger oder beschleunigter Herzschlag, Schweißausbrüche, Hitzewallungen und Kälteschauer, Unruhe mit Zittern, Mißempfindungen an den Armen oder Beinen sowie Schmerzen oder Druckgefühle im Brustbereich. Diese Symptome dürfen aber nicht als Teil einer somatoformen Störung angesehen werden, solange sie ausschließlich in den Angstsituationen und somit als körperliches Angstäquivalent auftreten.

Körperliche Beschwerden auch bei Angststörungen

Bei den Phobien und der Panikstörung ist die Abgrenzung am klarsten, da es sich um zeitlich begrenzte Angstepisoden handelt (plötzliche und unerwartete Angstattacken bei der Panikstörung, Konfrontation mit dem gefürchteten Stimulus bei der Phobie). Etwas problematischer ist dagegen die Diagnose der generalisierten Angststörung, bei der eine Angstsymptomatik definitionsgemäß über einen längeren, mehrmonatigen Zeitraum hinweg bestanden haben muß, und zwar im Sinne einer allgemeinen Ängstlichkeit mit übertriebenen Sorgen und Befürchtungen über alltägliche Dinge. Ausschließliche Krankheitsängste gehören nicht hierzu, da diese das charakteristische Merkmal der hypochondrischen Störung darstellen. Der Fokus der subjektiven Beschwerden liegt bei den somatoformen Störungen auf den körperlichen Symptomen, während bei den Angststörungen die affektive Komponente mit Gefühlen von Angst, Furcht und Besorgnis über Risiken des Alltags vorherrscht.

Differentialdiagnose zu Angststörungen

Trotz dieser differentialdiagnostischen Überlegungen muß betont werden, daß beide Störungsformen grundsätzlich nebeneinander existieren können. Beispielsweise mag ein Patient über einen längeren Zeitraum hinweg an multiplen somatoformen Beschwerden wie Schmerzen,

Darmfunktionsstörungen oder psychosexuellen Problemen leiden und in diesem Zeitraum zusätzlich gelegentliche, plötzlich auftretende Panikattacken erleben. Ebenso können sich bei einem Patienten mit einer Phobie im weiteren Verlauf unabhängig von der Angstsymptomatik multiple unklare körperliche Beschwerden entwickeln. In diesem Fall läge die entsprechende Komorbidität beider Störungsgruppen vor.

Differentialdiagnose zu Schizophrenie

- *Psychotische Störungen.* Die Schizophrenie und verwandte Störungen sind typischerweise gegenüber den somatoformen Störungen durch völlig andere Leitsymptome wie Wahn, Halluzinationen oder extreme Denk- und Affektstörungen abgegrenzt. In einigen Fällen sind allerdings die Halluzinationen und Wahnvorstellungen psychotischer Patienten auch auf die eigenen Körperfunktionen bezogen. Es handelt sich meist um bizarre Wahrnehmungen wie das Spüren einer Schlange im Darm oder Kälteempfindungen im Gehirn, womit nicht selten Fremdbeeinflussungserlebnisse einhergehen. Solche Phänomene werden im psychiatrischen Sprachgebrauch auch als *coenästhetische Halluzinationen* beschrieben. Da sie meist ausschließlich während florider psychotischer Episoden auftreten, werden sie nach ICD-10 nicht als Teil einer somatoformen Symptomatik betrachtet (vgl. Kriterium E der Somatisierungsstörung). Andererseits ist es möglich, daß bei einem psychotischen Patienten neben der hierfür charakteristischen Symptomatik zusätzlich körperliche Symptome ohne halluzinatorischen oder wahnhaften Bezug auftreten. Dann ist es gerechtfertigt, ergänzend zu der psychotischen Störung eine somatoforme Störung zu diagnostizieren.

Unterscheide Hypochondrie und wahnhafte Störung

Eine Schwierigkeit bei der diagnostischen Abgrenzung kann sich bei hypochondrischen Patienten ergeben, die ihre Krankheitsängste und -befürchtungen in offensichtlich unkorrigierbarer und somit wahnhafter Form entwickelt haben. Dies mag beispielsweise bei einem Patienten mit AIDS-Angst der Fall sein, der trotz mehrfacher negativer Laborbefunde unbeirrbar an seiner Überzeugung festhält, an AIDS erkrankt zu sein und sterben zu müssen. Falls neben einer wahnhaften Ausprägung der hypochondrischen Überzeugung keine weiteren psychotischen Symptome vorliegen, sollte an eine wahnhafte Störung (F22 nach ICD-10) gedacht werden.

- *Persönlichkeitsstörungen.* Nach den heutigen Konzepten werden Persönlichkeitsstörungen von anderen psychischen Störungen dadurch unterschieden, daß sie ein langdauerndes, stabiles und in der Person tief verwurzeltes Erlebens- und Verhaltensmuster darstellen. Typischerweise entwickeln sich Persönlichkeitsstörungen bereits in der Kindheit oder im frühen Erwachsenenalter. Im Gegensatz dazu können somatoforme Störungen zu unterschiedlichen Zeitpunkten im Leben erstmals auftreten und in ihrer Symptomatik und Ausformung ausgesprochen variabel sein. Aufgrund dieser zeitlichen Muster im Verlauf dürfte die Differentialdiagnose daher meistens keine größeren Schwierigkeiten bereiten.

Historisch gehörte die Unterscheidung zwischen der Hysterie (der heutigen Somatisierungs- bzw. Konversionsstörung) und der hysterischen Persönlichkeitsstörung (heute als histrionisch bezeichnet) zu einem zentralen Problem der Differentialdiagnostik. Nach ICD-10 und DSM-IV ist die histrionische Persönlichkeit u. a. durch übersteigerte Emotionalität, massives Verlangen nach Aufmerksamkeit und eine Tendenz zur Dramatik und Theatralisierung in zwischenmenschlichen Kontakten und Beziehungen charakterisiert. Falls im Einzelfall eine somatoforme Störung mit einer histrionischen Persönlichkeitsstörung einhergeht, kann dies mit einer affektbetonten und manchmal „bühnenreifen“ Darbietung der körperlichen Beschwerden verbunden sein. Dennoch sollten die beiden Komponenten durch unterschiedliche Diagnosen voneinander abgegrenzt werden.

Histrionische Persönlichkeitsstörung kein notwendiges Merkmal somatoformer Störungen

- *Vorgetäuschte Störungen und Simulation.* Unsicherheiten entstehen manchmal bei der Frage, ob ein Patient seine körperlichen Symptome nicht einfach „erfindet“ oder sich diese sogar selbst zugefügt hat. Im einfachsten Fall handelt es sich um eine Simulation, bei der der Betreffende über Beschwerden klagt, die er in Wirklichkeit gar nicht empfindet. Typischerweise wird damit eine bestimmte Absicht oder ein offensichtliches Ziel in der Umgebung des Betreffenden verfolgt, z. B. vom Wehrdienst befreit zu werden oder im Krankenhaus ein Essen und ein Bett für die Nacht zu finden. Ist ein solcher äußerer „Vorteil“ nicht zu erkennen, kann es sich um eine vorgetäuschte Störung handeln, die durch den Wunsch und das Bedürfnis motiviert ist, die „Patientenrolle“ einzunehmen. Eine vorgetäuschte Störung kann z. B. vorliegen, wenn sich der Betreffende selbst Speichel in die Haut injiziert und damit Abszesse hervorruft. Ein synonymer Ausdruck ist der der *artifiziellen Störung* und in ihrer chronischen Form wird die vorgetäuschte Störung manchmal auch als *Münchhausen-Syndrom* bezeichnet.

Bei Simulation offensichtliches Motiv

In der Praxis ist die Unterscheidung zwischen Simulation und vorgetäuschter Störung einerseits und den somatoformen Störungen andererseits in der Regel sehr schwierig. Hinweise für eine vorgetäuschte Störung bestehen, wenn ein für somatoforme Störungen eher untypisches Symptom akut auftritt und medizinisch kaum anders als durch Selbsterzeugung erklärt werden kann (z. B. eine plötzliche einseitige Pupillenweitstellung bei einer neurologisch völlig unauffälligen Patientin, so daß der Verdacht naheliegt, daß diese das Symptom heimlich durch das Einträufeln von Augentropfen herbeigeführt hat). Bei manchen massiven Selbstbeschädigungen liegen auch erhebliche autoaggressive Impulse vor. Eine Simulation ist offenkundig, wenn die Absicht sehr leicht zu erkennen ist und über die körperliche Symptomatik nach

Erreichen des Zieles nicht weiter geklagt wird. Auch Verhaltensbeobachtungen, wie im Verlauf einer stationären Behandlung, wo ein Patient mit einer ,,Beinlähmung" in einem scheinbar unbeobachteten Moment völlig unbeschwert geht, sind für die diagnostischen Überlegungen aufschlußreich. Jedoch ist die Existenz eines ,,Krankheitsvorteils" (im Sinne von verstärkenden Bedingungen als Symptomkonsequenz) keineswegs allein ausreichendes Unterscheidungskriterium. So ist auch bei Patienten mit einem Rentenbegehren eher davon auszugehen, daß die Symptome subjektiv erlebt werden und der betreffende Patient tatsächlich unter den damit verbundenen Beeinträchtigungen leidet.

Gründliche medizinische Untersuchung unerläßlich

- *Körperliche Erkrankungen.* Dem Ausschluß einer organischen Grunderkrankung, die die körperlichen Symptome des Betroffenen vollständig erklären könnte, kommt natürlich bei allen somatoformen Störungen eine zentrale Bedeutung zu. Daher ist, zumindest nach dem akuten Beginn der körperlichen Beschwerden, eine gründliche medizinische Abklärung unerläßlich. Manchmal kann eine körperliche Erkrankung nicht mit letzter Sicherheit ausgeschlossen werden. Dann ist der weitere Verlauf der Symptomatik abzuwarten. Für viele Patienten ist es schwer zu akzeptieren, daß mit den Methoden der heutigen Medizin nicht jede Krankheit sicher zu identifizieren ist und daher auch nach sorgfältiger medizinischer Untersuchung ein Restzweifel bleiben kann. Es ist dann ratsam, daß sich der Patient in vernünftigen Zeitabständen zu erneuten ,,Check-ups" zu seinem Arzt begibt oder bei abrupten und erheblichen Symptomverschlimmerungen die ärztliche Sprechstunde aufsucht.

Somatoforme Störungen auch bei körperlichen Krankheiten

Die Bedeutung der Dichotomie ,,organisch" vs. ,,nicht-organisch bedingt" wird gelegentlich überschätzt, da nach den diagnostischen Kriterien von ICD-10 und DSM-IV – streng genommen – eine somatoforme Störung auch trotz vorliegender organischer Erkrankung oder Verletzung zu diagnostizieren ist. Dies ist immer dann zulässig, wenn die körperliche Erkrankung ,,nicht die Schwere, das Ausmaß, die Vielfalt und die Dauer der körperlichen Beschwerden oder die damit verbundene soziale Behinderung" erklärt (vgl. Dilling et al., 1994, S. 130). Als Beispiel seien Rückenschmerzen bei einem Zustand nach Bandscheibenvorfall genannt, wenn das Ausmaß der Schmerzen allein durch den orthopädischen Befund nicht erklärbar ist und es in der Folge zu einer übermäßigen Einengung des Lebensvollzugs und erheblichen psychosozialen Beeinträchtigungen kommt.

Bei neurologischen Symptomen, die im Rahmen einer somatoformen Störung als Konversionssymptome aufgefaßt werden können, sind chronische Erkrankungen wie etwa eine Multiple Sklerose oder ein Lupus erythematodes auszuschließen. Eine Konversionssymptomatik ist naheliegend, wenn Symptome und körperliche Befunde nicht übereinstimmen (z. B. Nachweis intakter motorischer Funktion in einem scheinbar gelähmten Körperteil oder „Blindheit" bei normalen Pupillenreaktionen und unauffälligen visuell evozierten Potentialen) oder die Beschwerden nicht der Anatomie des Nervensystems entsprechen (z. B. „Gefühllosigkeit" in einem Körperareal, das nicht mit den Innervationsgebieten des sensorischen Nervensystems übereinstimmt). Schmerzsymptome sollten grundsätzlich nicht der Konversionsstörung zugeordnet, sondern eigenständig als Schmerzstörung klassifiziert werden. Dabei ist entscheidend, daß der Schmerz über einen Mindestzeitraum von sechs Monaten kontinuierlich oder an den meisten Tagen besteht und als sehr belastend erlebt wird. Entgegen den früheren Konventionen von DSM-III-R können grundsätzlich auch Spannungskopfschmerzen als Symptom eines Somatisierungssyndroms oder als Hauptsymptom der somatoformen Schmerzstörung berücksichtigt werden.

Auch Kopfschmerz kann als somatoforme Schmerzstörung diagnostiziert werden

Diagnostische Unsicherheiten bezüglich der Unterscheidung zwischen somatoformen Störungen und körperlichen Erkrankungen ergeben sich leichter bei monosymptomatischen Beschwerdeformen, während sich bei multiplen und wechselnden körperlichen Beschwerden unabhängig von der Ätiologie eines Einzelsymptoms die somatoforme Störung meist mit hoher Sicherheit diagnostizieren läßt.

- *„Klassische" psychosomatische Erkrankungen.* Etwas subtiler ist die Differentialdiagnostik zwischen den somatoformen Störungen und den „traditionellen" psychosomatischen Erkrankungen im engeren Sinne. Hierzu gehörten vor allem die chronisch-entzündlichen Darmerkrankungen (Morbus Crohn und Colitis ulcerosa), das Asthma bronchiale, die rheumatoide Arthritis und die Neurodermitis. Als Leitmerkmal bei der Abgrenzung kann gelten, daß bei diesen Erkrankungen im Gegensatz zu den somatoformen Störungen eine Gewebs- oder Organschädigung vorliegt, auch wenn die Krankheitsursachen unbekannt oder multifaktoriell sind. Für diese Krankheiten existieren eigene Kategorien sowohl in ICD-10 (F54: Psychische Faktoren und Verhaltenseinflüsse bei andernorts klassifizierten Krankheiten) als auch in DSM-IV (316: Psychische Faktoren, die einen medizinischen Krankheitsfaktor beeinflussen). Allerdings sind diese Diagnosen nicht auf die oben aufgeführten „klassischen" psychosomatischen Krankheiten begrenzt, sondern es können auch weitere Erkrankungen berücksichtigt werden, deren Entstehung, Verlauf und Behandlung durch psychische Bedingungen beeinflußt werden können (z. B. Migräne, koronare Herzerkrankung, Kardio- bzw. Pylorospasmus [Krampf von Magenein- bzw. -ausgang], Krebs, Diabetes mellitus, Morbus Menière, Epilepsie).

Übergang zu „klassischen" psychosomatischen Krankheiten fließend

Beachte: Die somatoformen Störungen sind gegenüber anderen psychischen Störungen, den „klassischen psychosomatischen Erkrankungen" sowie tatsächlichen körperlichen Erkrankungen sorgfältig abzugrenzen. Im folgenden sind die wichtigsten Differentialdiagnosen sowie die überlappenden und differenzierenden Merkmale nochmals stichwortartig zusammengefaßt.

Tabelle 1:
Abgrenzung von somatoformen und anderen Störungen

Differentialdiagnose	Überlappende Merkmale	Differenzierende Merkmale
Depressive Störung	klagsam passive Haltung resigniert, demoralisiert	affektive Symptome deprimierte, niedergeschlagene Stimmung antriebslos suizidal
Angststörungen	körperliche Symptome Angst, mit dem eigenen Körper könnte etwas nicht in Ordnung sein	Angstgefühle situationsspezifische Ängste plötzliche Angstattacken soziale Ängste Sorgen und Befürchtungen mit allgemeiner ängstlicher Anspannung
Psychotische Störungen	beunruhigende Körpersensationen Todesängste	Halluzinationen Wahnideen Denkstörungen extrem inadäquater oder verflachter Affekt
Persönlichkeitsstörungen	(keine)	lang dauernde und tief verwurzelte Erlebens- und Verhaltensmuster
Vorgetäuschte Störungen und Simulation	körperliche Symptome Wunsch nach medizinischer Behandlung	Symptome sind selbst erzeugt Symptome sind erfunden Wunsch, Patientenrolle einzunehmen Symptome sind mit offensichtlichem Vorteil für den Betreffenden verbunden
Körperliche Erkrankungen	körperliche Symptome	eindeutige pathologische medizinische Befunde
„Klassische" psychosomatische Erkrankungen	körperliche Symptome	Vorliegen einer klaren Gewebs- oder Organschädigung

1.4 Epidemiologische Daten

Somatoforme Störungen zählen in der Bevölkerung zu den häufigsten psychischen Störungen. In den Einrichtungen der medizinischen Versorgung ist die Abschätzung der Auftretenshäufigkeit erschwert, wenn eine körperliche Symptomatik nicht als somatoform erkannt und daher die korrekte Diagnose nicht gestellt wird. Überdies gehen vermutlich viele Personen mit somatoformen Symptomen nicht nur zu klassisch-tätigen Ärzten, sondern suchen nach alternativen Heilmethoden wie beispielsweise homöopathische Behandlungen oder solche der fernöstlichen Medizin. In Entwicklungs- und Schwellenländern haben die unterschiedlichsten Heiler und Schamanen mit dem jeweiligen soziokulturellen und religiösen Hintergrund eine wichtige Funktion.

Die einzigen verläßlichen Befunde zum Vorkommen der Somatisierungsstörung in der Bevölkerung stammen bislang aus der US-amerikanischen ECA-Studie aus den 80er Jahren (ECA = „Epidemiologic Catchment Area"). Danach beträgt die Lebenszeit-Prävalenz nur 0.03 bis 0.38 %, so daß die Somatisierungsstörung als ein sehr seltenes Störungsbild angesehen werden muß. In dieser großen Bevölkerungsstudie sind die Symptome und diagnostischen Kriterien durch trainierte Laien mit Hilfe eines hochstrukturierten Interviews erhoben worden. Vermutlich wird durch diese Methodik das tatsächliche Vorkommen von somatoformen Symptomen jedoch erheblich unterschätzt, so daß die Prävalenz der Somatisierungsstörung realistischerweise bei 0.4 bis 0.5 % liegen dürfte (d. h. vier bis fünf Personen von Tausend).

Häufigkeit der Somatisierungsstörung unter 1 %

Da diese Zahlen jedoch die aus der alltäglichen Praxis bekannte große klinische Relevanz der somatoformen Störungen nicht widerspiegeln und die äußerst restriktive Definition der Somatisierungsstörung kritisiert wurde, ist in den letzten Jahren in der einschlägigen Literatur eine weitere Form des Somatisierungssyndroms unterhalb der Schwelle der Somatisierungsstörung eingeführt worden. Es handelt sich um den „Somatic Symptom Index" (SSI-4/6), der bereits bei mindestens vier Symptomen bei Männern bzw. sechs Symptomen bei Frauen diagnostiziert wird. Dieses Kriterium erfüllten in der ECA-Studie 4.4 % aller untersuchten Personen. Der SSI-4/6 wurde anhand von anderen klinischen und soziodemographischen Daten validiert. Ähnlich wie bei der Somatisierungsstörung fand sich bei Personen mit diesem Index eine erhöhte Komorbidität mit depressiven Störungen, eine vermehrte Inanspruchnahme medizinischer Dienste sowie höhere Arbeitsunfähigkeitszeiten. Die korrigierten Schätzungen gehen davon aus, daß ein multiples Somatisierungssyndrom entsprechend dem SSI-4/6 bei 5–11 % der Allgemeinbevölkerung auftritt.

Häufigkeit für multiple somatoforme Symptome 5–11 %

Noch wenig untersucht ist die Prävalenz der anderen diagnostischen Untergruppen. Die Konversionsstörung dürfte nach vorläufigen Schätzungen mit weniger als 0.03 % sehr selten sein. Dagegen ist aufgrund von epidemiologischen Untersuchungen zu speziellen Schmerzsyndromen bei der Schmerzstörung von größeren Häufigkeiten auszugehen. Eine amerikanische Forschergruppe fand bei 4 % der untersuchten chronische Kopfschmerzen im Zeitraum der sechs Monate vor der Untersuchung und bei immerhin 12 % Rückenschmerzen an mehr als der Hälfte aller Tage. Es ist jedoch ungeklärt, inwieweit diese Zahlen auf das Konzept der Schmerzstörung nach den heutigen Klassifikationssystemen übertragbar sind. Zur Prävalenz der somatoformen autonomen Funktionsstörung, der hypochondrischen

Störung, der körperdysmorphen Störung und der Neurasthenie liegen heute noch keine verläßlichen Angaben vor.

> **Beachte:** Die sehr restriktiv definierte Somatisierungsstörung kommt in der Bevölkerung selten vor. Die Prävalenz von Personen mit multiplem Somatisierungssyndrom (mindestens vier Symptome bei Männern und sechs bei Frauen) liegt in der Allgemeinbevölkerung bei 5–11 %. Somit kommt diese Personengruppe auch wesentlich häufiger zu einer medizinischen oder psychotherapeutischen Behandlung.

1.4.1 Geschlechtsverteilung

Bei Frauen häufiger

Als gesichert gilt, daß Frauen deutlich häufiger unter den meisten somatoformen Störungen leiden als Männer. Am ausgeprägtesten erscheint der Unterschied bei der Somatisierungsstörung, die bei Frauen fünf- bis zehnmal häufiger als bei Männern auftritt. Bei der Konversionsstörung ist der Frauenanteil zwei- bis fünffach und bei der Schmerzstörung etwa zweifach häufiger, während die Hypochondrie zwischen den Geschlechtern etwa gleichhäufig auftritt. Hat sich eine Somatisierungsstörung erst einmal entwickelt, so sind weder in der Art der Symptomatik noch beim Verlauf oder anderen klinischen Merkmalen bedeutsame Unterschiede zwischen Männern und Frauen zu erwarten.

> **Beachte:** Frauen sind häufiger von somatoformen Störungen betroffen als Männer. Dennoch müssen keine grundsätzlichen Unterschiede in der Symptomatik oder in anderen klinischen Merkmalen erwartet werden.

1.4.2 Soziodemographische Merkmale

Bei niedrigerem sozialen Status häufiger

Es wurde mehrfach bestätigt, daß die Somatisierungsstörung mit einem niedrigeren Bildungsniveau sowie mit der Zugehörigkeit zu unteren sozialen Schichten verbunden ist. Auf der Basis der ECA-Daten wurde ermittelt, daß 73 % der entsprechenden Patienten keinen High-School-Abschluß hatten und 60 % der niedrigsten von vier soziodemographischen Klassen zugeordnet waren. Die betroffenen Personen waren häufiger unverheiratet als der Durchschnitt der Bevölkerung. Auch scheint der Prozentsatz der Personen mit Somatisierungsstörung in städtischen Gebieten erhöht zu sein.

In einer klinischen Untersuchung in den 80er Jahren in den USA hatten 63 % der Patienten mit Somatisierungsstörung erhebliche Eheprobleme, 32 % hatten bereits einen Suizidversuch hinter sich und viele waren aufgrund ihrer Symptomatik arbeitsunfähig oder ohne feste Anstellung. Der körperliche und psychische Gesundheitszustand war deutlich schlechter im Vergleich sowohl zu chronisch Kranken als auch zur Allgemeinbevölkerung. Patienten mit Somatisierungsstörung suchten außerdem überdurchschnittlich häufig einen Arzt auf oder ließen sich stationär in Krankenhäusern aufnehmen, was zu etwa 14fach erhöhten ambulanten und etwa sechsfach erhöhten stationären Kosten im Vergleich zu den in der Bevölkerung anfallenden durchschnittlichen Krankheitskosten führte.

Behandlungskosten 6–14 fach erhöht

Beachte: Die Somatisierungsstörung ist mit einem niedrigen Bildungsniveau und niedriger sozialer Schicht assoziiert. Es kommt zu häufigen Arztbesuchen und Krankenhausbehandlungen. Auf diese Art von „Krankheitsverhalten" sollte bei der diagnostischen Untersuchung und auch bei der Behandlung genau geachtet werden.

1.4.3 Häufigkeit im medizinischen Versorgungssystem

Mit einem hohen Anteil somatoformer Störungen muß sowohl in Allgemeinarzt-Praxen als auch in allgemeinmedizinischen Krankenhäusern gerechnet werden. Die bislang vorliegenden Schätzungen für den ambulanten Bereich belaufen sich auf 4–5 % für die Somatisierungsstörung und 17 % für das breiter definierte Somatisierungssyndrom. In einer Stichprobe stationärer Patienten eines Allgemeinkrankenhauses wurde in einer amerikanischen Studie bei 9 % eine Somatisierungsstörung festgestellt. Es wurde bemängelt, daß nur bei einem Teil der Patienten mit somatoformen Symptomen von den behandelnden Ärzten eine entsprechende Störung diagnostiziert wurde.

Etwa 20 % der Arztbesuche wegen Personen mit Somatisierungssyndrom

Auch aus spezialisierten medizinischen Facheinrichtungen ist mehrfach auf die Problematik von organisch nicht erklärbaren Symptomen hingewiesen worden. In einer Studie wurden bei 24 % von 133 Frauen einer neurologischen Station körperliche Symptome ohne pathologischen organischen Befund gefunden und bei weiteren 35 % waren die Symptome mit hoher Wahrscheinlichkeit nicht neurologisch zu erklären.

Beachte: Beim praktischen Arzt und in Allgemeinkrankenhäusern leidet ein hoher Anteil der Patienten an einer somatoformen Störung. Daher ist der Psychotherapeut nicht die erste Anlaufstelle, sondern die Patienten werden meist erst nach langem Störungsverlauf zugewiesen.

1.4.4 Transkulturelle Besonderheiten

Die meisten epidemiologischen und klinischen Studien zu somatoformen Störungen wurden bislang in den westlichen, insbesondere angelsächsischen Ländern durchgeführt. Dennoch gilt es als unbestritten, daß diese Störungen in vermutlich allen Ländern und Kulturen vorkommen und ein markantes Problem der Gesundheitsversorgung darstellen.

Somatisierung existiert in allen Kulturen

Die Weltgesundheitsorganisation (WHO) hat Anfang der 90er Jahre eine transkulturelle Studie initiiert, an der bislang zwölf Zentren in elf verschiedenen Ländern beteiligt waren. Dabei zeigten sich im Durchschnitt die meisten somatoformen Symptome in den „lateinischen" Ländern Italien und Brasilien, während die entsprechenden Raten in den USA mit anderen Entwicklungs- und Schwellenländern (Zimbabwe und Indien) vergleichbar waren. In allen Zentren traten Kopf- und Rückenschmerzen am häufigsten auf. Insgesamt konnte qualitativ bezüglich der Art und Verteilung der einzelnen Symptome kein wesentlicher transkultureller Unterschied festgestellt werden.

Andererseits liegen Hinweise darauf vor, daß die Struktur des medizinischen Versorgungssystems sowie kulturspezifische Stigmata von Bedeutung sind. So sind in Ländern, wie beispielsweise China, emotionale Probleme kulturell mit einem negativen sozialen Stigma behaftet und es wird eine rigide Selbstkontrolle verlangt. Einige Experten erklären dadurch die betont somato-medizinische Ausrichtung der traditionellen chinesischen Medizin. Auch in anderen Ländern ist das Versorgungssystem primär so ausgerichtet, daß bei Klagen über körperliche Symptome unmittelbar eine Behandlungsmöglichkeit zur Verfügung steht, während psychische Probleme ohne Konsequenzen bleiben. Durch die Präsentation somatischer Beschwerden kann das mit psychischen Störungen behaftete negative Stigma „umgangen" werden. Derartige Mechanismen sind vermutlich auch in einigen Bevölkerungsgruppen der westlichen Industrienationen anzutreffen.

1.5 Verlauf und Prognose

Verlauf beim Somatisierungssyndrom meist chronisch

Die somatoformen Störungen gelten im allgemeinen als chronisch, auch wenn rezidivierende Verläufe oder sogar spontane Remissionen in Einzelfällen zu beobachten sind. Die Chronifizierung ist vor allem bei Somatisierungsstörungen ein charakteristisches Merkmal, wobei im Laufe der Zeit ein Wechsel der vorherrschenden körperlichen Symptome und weniger die zeitliche Stabilität einzelner Symptome kennzeichnend ist. Der Beginn der Somatisierungsstörung liegt vor dem 30. Lebensjahr. Auch bei einer fachgerechten Behandlung der Somatisierungsstörung ist nicht unbedingt davon auszugehen, daß die körperlichen Symptome völlig verschwinden.

Die Stabilität der somatoformen Störungen wurde durch eine Studie belegt, die den Verlauf bei Patienten mit Somatisierungsstörung und Konversionsstörung innerhalb eines Vier-Jahres-Zeitraumes miteinander verglichen. Die Diagnose der Somatisierungsstörung konnte bei der Schlußuntersuchung noch bei 97 % bestätigt werden, während dies nur für 69 % der Konversionsstörungen der Fall war. Aus der Gruppe der Patienten, die ursprünglich eine Konversionsstörung als Diagnose hatten, bekamen 19 % vier Jahre später die Diagnose der Somatisierungsstörung. Das Risiko von Fehldiagnosen erwies sich dabei als äußerst gering. Von den ursprünglich als Somatisierungsstörung klassifizierten Patienten hatten vier Jahre später nur 3 % eine tatsächliche körperliche Krankheit und von den ursprünglich als Konversionsstörung eingestuften Patienten nur 13 %. Die Patienten mit Somatisierungsstörung waren in verschiedenen Lebensbereichen stärker beeinträchtigt als die Vergleichspatienten mit Konversionsstörung.

Medizinische Fehldiagnosen selten

1.6 Komorbidität

Für die somatoformen Störungen ist es eher die Regel als die Ausnahme, daß sie mit anderen psychischen Störungen wie depressiven oder Angststörungen einhergehen. Dies bedeutet aber nicht notwendigerweise, daß die betreffenden Auffälligkeiten oder Syndrome auch zum gleichen Zeitpunkt beginnen oder gleichlang andauern. Vielmehr können zwischen dem jeweiligen Erstauftreten Zeiträume von Wochen bis zu Jahren liegen. Es kommt auch vor, daß sich die einzelnen Störungssyndrome überhaupt nicht überlappen (wenn z. B. eine depressive Störung vollständig remittiert und sich zu einem späteren Zeitpunkt eine somatoforme Störung entwickelt). Aufgrund der unterschiedlichen Zeitpunkte wird daher in der entsprechenden Fachliteratur bevorzugt die sog. Lebenszeit-Komorbidität beschrieben.

Komorbidität mit Depression und Angst sehr häufig

1.6.1 Empirische Befunde zur Komorbidität (Achse I)

In einigen Studien sind Patienen mit somatoformen Störungen systematisch mit Hilfe von strukturierten und standardisierten Interviews untersucht worden. Die mit Abstand häufigste Komorbiditätsdiagnose bezog sich in allen Studien auf depressive Störungen. Bei Patienten mit Somatisierungsstörung muß in knapp zwei Drittel der Fälle mit dem Vorliegen einer zusätzlichen Major Depression und zu etwa 30 % mit einer Dysthymen Störung gerechnet werden. Diese Raten verringern sich etwas, wenn Patienten mit einem multiplen Somatisierungssyndrom unterhalb der Diagnosenschwelle der Somatisierungsstörung untersucht werden. Eine Major Depression liegt dann nur noch in knapp 50 % aller Fälle vor. Auch die Komorbidität mit Angststörungen ist bei etwa 20–50 % von Patienten mit Somatisierungsstörung oder multiplem Somatisierungssyndrom anzutreffen. Die in den verschiedenen Studien beobachteten Werte lagen für die Panikstörung im Bereich zwischen 20 und 34 %, für die generalisierte Angststörung zwischen 33 und 54 %, für die Agoraphobie ohne Panikstörung zwischen 3

Bei mehr als der Hälfte zusätzlich Depression

und 5 %, für die spezifische Phobie zwischen 18 und 34 % und für die soziale Phobie zwischen 31 und 40 %. Für die Zwangsstörung wurden Komorbiditätsraten zwischen 16 und 23 % berichtet. In einem ähnlichen Rahmen bewegte sich die Komorbidität mit Alkoholabhängigkeit und -mißbrauch (16–26 %), während Drogen- und Medikamentenabhängigkeit bzw. -mißbrauch deutlich seltener vorkamen (5–9 %). Ferner ist davon auszugehen, daß eine zusätzliche Eßstörung in etwa 4 % aller Fälle und eine zusätzliche Schizophrenie in etwa 10–12 % auftritt.

Bei Hypochondrie häufig zusätzlich Angststörungen

Im Zusammenhang mit den Angststörungen scheint der Hypochondrie eine Sonderstellung zuzukommen, da die Komorbidität zwischen Hypochondrie und Angststörungen ausgeprägter zu sein scheint als die zwischen den anderen somatoformen Störungen und Angststörungen. Eine amerikanische Studie ermittelte bei 42 hypochondrischen Patienten im Verlauf des Lebens in 86 % der Fälle zusätzlich eine Angststörung, jedoch nur in 55 % der Fälle eine zusätzliche depressive Störung. Dies heißt jedoch nicht, daß die Hypochondrie zwangsläufig eine Untergruppe der Angststörungen darstellen muß. Dies belegt eine weitere Studie, in der 75 Panikpatienten (ohne komorbide Hypochondrie) mit 51 hypochondrischen Patienten (ohne komorbide Panikstörung) verglichen wurden. Beide Gruppen ließen sich hinsichtlich einer Reihe von soziodemographischen und klinischen Merkmalen deutlich voneinander abgrenzen. Patienten mit Panikstörung waren weniger krankheitsängstlich, entwickelten eine geringere Anzahl von somatoformen Symptomen, sie waren weniger beeinträchtigt, zeigten sich zufriedener mit der medizinischen Versorgung und wurden auch von ihren Ärzten als weniger hilfsbedürftig und fordernd eingeschätzt.

Beachte: Somatoforme Störungen treten komorbide am häufigsten mit depressiven Störungen und recht häufig auch mit Angststörungen auf. Bei der Hypochondrie scheint die Assoziation zu den Angststörungen am engsten zu sein. Die Beachtung der Komorbidität bei der Behandlungsplanung ist von großer Bedeutung.

1.6.2 Komorbidität mit Persönlichkeitsstörungen (Achse II)

Ähnlichkeiten zwischen somatoformen und Persönlichkeitsstörungen bestehen oftmals in dem stabilen und langdauernden Verlauf der Symptomatik und Verhaltensauffälligkeiten. Dennoch sind die körperlichen Symptome der somatoformen Störungen häufiger Fluktuationen unterworfen und die Manifestation der Beschwerden liegt vielfach später als der Beginn einer Persönlichkeitsstörung. Die bisherigen empirischen Befunde zeigen, daß bei einem erheblichen Anteil von Patienten mit somatoformer Störung zusätzlich mit einer Persönlichkeitsstörung gerechnet werden muß.

In einer amerikanischen Studie wurden bei 94 Patienten mit einer Somatisierungsstörung in 61 % der Fälle zumindest eine komorbide Persönlichkeitsstörung diagnostiziert und bei 37 % wurden sogar zwei oder mehr diesbezügliche Diagnosen vergeben. Am häufigsten waren die Kriterien der selbstunsicheren Persönlichkeitsstörung erfüllt (27 %), gefolgt von der paranoiden (21 %), der schizotypischen (15 %), der zwanghaften (17 %), der histrionischen (13 %), der Borderline-Persönlichkeitsstörung (11 %), der abhängigen (9 %) sowie der narzißtischen und schizoiden Persönlichkeitsstörung (mit jeweils 3 %). In dieser Untersuchung hatten die Patienten mit somatoformer Störung deutlich mehr zusätzliche Persönlichkeitsstörungen als eine Kontrollgruppe mit Patienten aus allgemeinmedizinischen Praxen. Für die Therapie hat die Komorbidität mit Persönlichkeitsstörungen jedoch in der Praxis keine gravierenden Konsequenzen, da zunächst eine gezielte Behandlung der somatoformen Symptomatik oder der Achse-I-Störung versucht werden sollte. Dieses Vorgehen hat den Vorteil, daß schnellere Veränderungen zu erwarten sind und dies wiederum günstige Auswirkungen auf die Therapiemotivation haben dürfte.

Selbstunsichere Persönlichkeit häufigste Achse-II-Diagnose

Beachte: Persönlichkeitsstörungen sind bei Personen mit somatoformen Störungen nicht selten. Bei der Somatisierungsstörung dürfte diese Komorbidität bei etwa 60 % aller Fälle vorliegen. Meistens ist es jedoch ratsam, mit der Behandlung der somatoformen Symptomatik oder einer anderen Achse-I-Symptomatik zu beginnen.

1.6.3 Komorbidität und Verlaufsprognose

Meistens wird davon ausgegangen, daß sowohl der Verlauf als auch die therapeutische Ansprechbarkeit durch das Vorliegen von mehreren komorbiden Störungen negativ beeinflußt wird. Die Befunde hierzu sind jedoch nicht konsistent. In einer Untersuchung aus unserer Arbeitsgruppe mit 119 Patienten einer psychosomatischen Fachklinik konnte gezeigt werden, daß das Vorliegen komorbider Persönlichkeitsstörungen keinen signifikanten Einfluß auf die kognitiv-verhaltenstherapeutische Behandlung somatoformer Störungen hatte. Bei Patienten mit komorbider Angst- oder depressiver Störung bestand zwar in verschiedenen psychopathologischen Dimensionen ein höherer Schweregrad der Symptomatik und eine stärkere Beeinträchtigung psychosozialer Funktionen, jedoch wirkte sich dies nicht ungünstig auf den Erfolg der psychotherapeutischen Behandlung aus.

Persönlichkeitsstörung nicht zwingend negativer Verlaufsprädiktor

Bei der Beurteilung von Komorbidität als prognostischem Faktor sollte jedoch zwischen kurzfristig erreichbaren Veränderungen und dem zu erwartenden langfristigen Verlauf unterschieden werden. In der klinischen Praxis kann grob als Faustregel gelten, daß eine Störung in ihrer gesamten Psychopathologie um so ausgeprägter ist, je mehr Komorbidität vorliegt (d. h., je mehr Diagnosen psychischer Störungen gestellt werden können). Für den Therapeuten ist es bei nur einer oder zwei gestellten Diagnosen in der Regel einfacher, klar abgesteckte Therapieziele zu definieren und diese in der Therapie konsequent zu verfolgen. Dagegen sind die Ziele bei Patienten mit starker Komorbidität in der Regel vielschichtiger und die Beeinträchtigungen in den unterschiedlichen Problembereichen können sich gegenseitig verstärken bzw. Fortschritte erschweren. In bestimmten Fällen kann sich eine andere komorbide Störung bei Patienten mit somatoformen Störungen auch günstig auf die Therapie auswirken, wenn sie dem Patienten die Gelegenheit zur Wahrnehmung von psychophysiologischen Zusammenhängen und Symptomveränderungen geben und so eine positive Veränderungserwartung fördern. Denkbar wäre dies beim gleichzeitigen Vorliegen von bestimmten, gut behandelbaren Angststörungen und somatoformen Störungen. Diese Annahme ist bisher jedoch noch nicht wissenschaftlich überprüft worden.

1.7 Diagnostische Verfahren und Dokumentationshilfen

Zur Untersuchung von somatoformen Störungen und zur Therapiedokumentation können diagnostische Instrumente mit unterschiedlichen Zielsetzungen eingesetzt werden:

Klassifikation durch strukturierte Interviews

a) *Störungsdiagnostik:* Falls noch nicht feststeht, ob bei einem Patienten eine somatoforme Störung und etwaige weitere psychische Störungen vorliegen, ist eine Überprüfung der diagnostischen Kriterien erforderlich. Hierzu bieten sich strukturierte und standardisierte Interviews oder Checklisten-Verfahren an. Damit können derzeitige oder etwaige frühere psychische Störungen systematisch überprüft und die entsprechenden Diagnosen gestellt werden. Bei unklaren Fällen kann es auch von Bedeutung sein, bestimmte Störungen auszuschließen.

Auch Instrumente zur Veränderungsmessung verwenden

b) *Schweregrads- und Veränderungsdiagnostik:* Die kategoriale Störungsdiagnostik erlaubt keine oder eine nur sehr grobe Differenzierung des Schweregrads. Daher ist sie zur Bewertung von Veränderungen nur begrenzt geeignet. Es müssen hierzu speziellere diagnostische Verfahren eingesetzt werden, die sowohl auf Symptomebene als auch hinsichtlich der psychosozialen Beeinträchtigungen eine quantitativ feiner abgestufte Diagnostik erlauben. Bei veränderungssensitiven Verfahren können therapeutisch erreichte Verbesserungen oder längerfristige Verläufe überprüft und gut dokumentiert werden.
c) *Diagnostik assoziierter Merkmale:* Zur Behandlungsplanung sind fast immer Informationen erforderlich, die über die im Rahmen der Stö-

rungsdiagnostik erhobenen Daten hinausgehen. Es gibt Verfahren, mit deren Hilfe einige zentrale assoziierte Merkmale bei somatoformen Störungen erfaßt werden können. Hierzu gehören kognitive Aspekte wie Einstellungen, Bewertungen und Schlußfolgerungen, denen bei der Entstehung und Aufrechterhaltung der Störung eine Schlüsselrolle zukommen kann.

In Abbildung 3 sind einige der heute verfügbaren Verfahren zu den drei genannten diagnostischen Gebieten aufgelistet. Ihre Anwendung und Auswertung ist z. T. in Manualen und Testhandbüchern dokumentiert. Ferner sind einige Publikationen aufgeführt, aus denen nähere Angaben zur Konstruktion der Verfahren und zu ihren psychometrischen Eigenschaften entnommen werden können. Daher soll hier nur eine knappe Charakterisierung der wichtigsten Verfahren erfolgen.

Interviewverfahren und Checklisten	
Diagnostisches Interview für Psychische Störungen (DIPS)	Margraf et al. (1994)
Strukturiertes Klinisches Interview für DSM-IV (SKID)	Wittchen et al. (1997)
Composite International Diagnostic Interview (CIDI)	Wittchen et al. (1998)
Schedules for Clinical Assessment in Neuropsychiatry (SCAN)	Gülick-Bailer et al. (1995)
Internationale Diagnosen Checklisten (IDCL) für ICD-10	Hiller et al. (1995)
Internationale Diagnosen Checklisten (IDCL) für DSM-IV	Hiller et al. (1997)
Somatoform Disorders Schedule (SDS)	Janca et al. (1995), Hiller & Rief (1996)
Fragebogenverfahren	
Screening für Somatoforme Störungen (SOMS)	Rief et al. (1997)
Whiteley-Index (WI)	Rief et al. (1994)
Illness Attitude Scales (IAS)	Kellner (1986, 1992)
Somatisierungsskala der Symptom Check-List (SCL-90-R)	Derogatis (1994), Franke (1995), Rief et al. (1991)
Fragebogen zu Körper und Gesundheit (FKG)	Hiller et al. (1997)
Somatosensory Amplification Scale (SSAS)	Barsky et al. (1990)
Beschwerdenliste (B-L)	von Zerssen (1971)
Gießener Beschwerdebogen (GBB)	Brähler und Scheer (1983)
Freiburger Beschwerdenliste (FBL)	Fahrenberg (1994)
Hypochondrie-Hysterie-Inventar (HHI)	Süllwold (1995)
Toronto Alexithymia Scale (TAS)	Rief et al. (1996 b), Taylor et al., 1992

Abbildung 3:
Instrumente für somatoforme Störungen

Strukturierte und standardisierte Interviews

Die aufgeführten Interviewverfahren SKID, CIDI, DIPS und SCAN sind zwar nicht für die Erfassung somatoformer Störungen entwickelt worden, berücksichtigen aber alle wichtigen psychischen Störungen. Für jeden untersuchten Patienten muß ein umfangreiches Interviewheft angeschafft und ausgefüllt werden. Dieses Heft enthält Sektionen für die einzelnen psychischen Störungen, u. a. eine Sektion für die somatoformen Störungen. Sie enthalten die zu überprüfenden Kriterien (meist im Originaltext der Klassifikationssysteme), vorformulierte Fragen zur Exploration der Kriterien sowie Kodierungsregeln zur Dokumentation der Antwort oder der Befundbeurteilung. Vor der Anwendung eines Interviews ist ein intensives und mehrtägiges Training erforderlich, bei dem sich der Kliniker mit dem Aufbau und der Vorgehensweise vertraut machen und diese einüben kann. In der alltäglichen Praxis engen Interviews den klinischen Spielraum erheblich ein, da es im Sinne einer optimalen Objektivität der Befunderhebung erforderlich ist, sich exakt an die vorgegebenen Fragen und das Ablaufschema zu halten. Die Diagnosenstellung erfolgt entweder durch den Diagnostiker selbst, der anhand von vorgegebenen Entscheidungsregeln die einzelnen Ein- und Ausschlußkriterien berücksichtigt, oder durch ein Computerprogramm. Für letzteres muß jedoch der gesamte erhobene Befund in eine Datenbank übertragen werden.

CIDI auch von Laien verwendbar

Die aufgeführten Interviewverfahren unterscheiden sich nur geringfügig. SKID und DIPS erlauben die Diagnosenstellung ausschließlich nach DSM-IV und sehen eine Expertenbeurteilung vor, bei der der Diagnostiker die Antworten des Patienten kritisch bewertet und aufgrund der eigenen Urteilsbildung grundsätzlich auch eine von der Patientensicht abweichende Einschätzung kodieren kann. Nach den gleichen Regeln wird auch das SCAN angewandt, daß sowohl die Kategorien von ICD-10 als auch die von DSM-IV berücksichtigt. Demgegenüber muß sich der Diagnostiker bei der Anwendung des CIDI einer eigenen Bewertung enthalten und bei der Kodierung die Antwort des Patienten übernehmen. Das CIDI stellt ein Verfahren dar, das grundsätzlich auch von trainierten Laien benutzt werden kann und daher in großen epidemiologischen Studien verwendet wurde. Es ermöglicht Diagnosen sowohl nach ICD-10 als auch DSM-IV.

Ausführlichstes Interview für Somatisierung: SDS

Bei dem „Somatoform Disorders Schedule“ (SDS) handelt es sich um eine Spezialversion des CIDI ausschließlich für den Abschnitt der somatoformen Störungen. Dieser Bereich wird im SDS in differenzierterer Form berücksichtigt als im CIDI. Das SDS wurde von der WHO im Rahmen des bereits erwähnten Projektes zur Untersuchung von transkulturellen Aspekten der somatoformen Störungen entwickelt (vgl. Abschnitt 1.4). Die Kriterien sowohl nach ICD-10 als auch nach DSM-IV sind berücksichtigt. Die Reliabilität des SDS wurde in einer empirischen Studie überprüft und erbrachte für den überwiegenden Teil der Items und Kriterien gute Resultate. Die deutsche Version des SDS wurde durch unsere Arbeitsgruppe an der Klinik Roseneck in Prien adaptiert.

Aus klinischer Sicht eignen sich SKID und DIPS am besten für die kategoriale Diagnostik, da sie eine klinische Urteilsbildung begünstigen und weniger kompliziert als die anderen Verfahren in der Durchführung sind. Dennoch sind für rein klinische Fragen und erfahrene Kliniker primär Checklisten zu empfehlen (s. u.).

Beachte: In den wichtigsten strukturierten und standardisierten Interviews sind Sektionen zur Diagnostik der somatoformen Störungen enthalten. Vorteil der Interviews ist das exakte Vorgehen, Nachteile sind die geringe klinische Flexibilität und der hohe Zeitaufwand.

Checklisten

Da die genannten Interviewverfahren meist sehr zeitaufwendig sind, bieten sich für die klinische Praxis als Alternative die „Internationalen Diagnosen Checklisten" (IDCL) an. Es handelt sich um einen Satz von 32 (ICD-10) bzw. 30 (DSM-IV) Checklisten, die auf jeweils ein Störungsbild bezogen sind und sämtliche zu beurteilenden Kriterien und Entscheidungsregeln enthalten. Im Unterschied zu den Interviewverfahren sind bei den Checklisten keine vorformulierten Fragen vorgegeben, sondern der Diagnostiker kann die Exploration seinem persönlichen Stil und den gegebenen Bedingungen anpassen. Die Checklisten eignen sich gut, um den diagnostischen Befund zu dokumentieren und die gestellte Diagnose somit zu begründen.

Checklisten und Kurzinterviews ökonomische Möglichkeiten

Für den Bereich der somatoformen Störungen stehen nach ICD-10 drei und nach DSM-IV zwei Listen zur Verfügung. In einer Liste werden die primär durch körperliche Symptome definierten Störungen sowie deren Differentialdiagnose zusammengefaßt (Somatisierungsstörung, undifferenzierte somatoforme Störung, Schmerzstörung, Konversionsstörung), während eine zweite Liste die Kriterien der hypochondrischen Störung enthält. Die Konversions- und dissoziativen Störungen nach ICD-10 sind auf einer getrennten Liste aufgeführt. Der Text und die Kodierungsmöglichkeiten sind auf engstem Raum zusammengefaßt, so daß eine schnelle Orientierung erfolgen kann und der Papieraufwand minimal ist. Die IDCL wurden in empirischen Studien evaluiert und haben sich – bei entsprechendem Training der Diagnostiker – auch für wissenschaftliche Zwecke als brauchbar erwiesen.

Beachte: Die „Internationalen Diagnosen Checklisten" (IDCL) erlauben die kriterienbezogene Überprüfung aller somatoformen Störungen. Ihr Vorteil ist die hohe Flexibilität in der klinischen Routine, der Nachteil liegt in der unter Umständen geringeren Strukturiertheit des diagnostischen Vorgehens.

Screening für Somatoforme Störungen (SOMS)

Zum Vorscreening der Kriterien für Somatisierungssyndrome nach ICD-10 und DSM-IV

Vorscreening durch Fragebogen SOMS

Bei diesem Selbstbeurteilungsverfahren werden ebenfalls alle Symptome und Merkmale berücksichtigt, die für die Diagnostik der somatoformen Störungen nach ICD-10 und DSM-IV relevant sind. Da es sich jedoch um die subjektiven Angaben des Patienten handelt, ist eine vollständige Übereinstimmung mit der Störungsexploration durch den Kliniker nicht zu erwarten. Daher eignet sich der SOMS zu einem ersten „Screening", bei dem Hinweise über das etwaige Vorliegen einer somatoformen Störung und der Subgruppe gegeben werden.

Zusatzversion des SOMS zur Veränderungsmessung

Der SOMS-Fragebogen besteht aus insgesamt 53 Items und kann somit von den meisten Patienten innerhalb von zehn Minuten bearbeitet werden. Die Auswertung erlaubt neben einer kategorialen Klassifikation auch die Quantifizierung des Somatisierungssyndroms anhand der Zahl vorliegender Symptome. Hierfür können die entsprechenden Symptomindizes für die Somatisierungsstörung nach ICD-10 und DSM-IV sowie für die somatoforme autonome Funktionsstörung berechnet werden. Der SOMS existiert in zwei unterschiedlichen Versionen mit Zeitfenstern für die beiden zurückliegenden Jahre sowie für die vergangenen sieben Tage. Die letztere Version enthält zusätzlich eine Quantifizierung des Schweregrades auf Symptomebene (von „gar nicht vorhanden" über „leicht", „mittelschwer" zu „schwer") und eignet sich somit für Veränderungsmessungen.

Die Gütekriterien des SOMS wurden ausführlich mit sehr gutem Erfolg untersucht. Die Test-Retest-Reliabilität (72 Stunden) beträgt für den Somatisierungsindex 0.85 und für die Gesamtzahl der angegebenen körperlichen Symptome 0.87. Der SOMS erlaubt zudem eine gute Differenzierung zwischen Patienten mit somatoformen und anderen psychischen Störungen. Die Vorhersagegüte wurde durch einen Vergleich mit Klinikerdiagnosen überprüft, die mit Hilfe des SKID für die selbe Patientengruppe gestellt worden waren. Dabei wurden 73 % der positiven SOMS-Diagnosen (einer somatoformen Störung) durch die SKID-Resultate bestätigt. Von 27 Patienten ohne einen positiven SOMS-Befund erhielten 26 auch im SKID keine entsprechende Diagnose. Die Sensibilität und Spezifität des SOMS kann daher als sehr gut angesehen werden.

Whiteley-Index (WI)

Ein Selbstbeurteilungsverfahren zur Erfassung von hypochondrischen Ängsten und Überzeugungen

Dieses Verfahren kann als Ergänzung bei hypochondrischen Patienten eingesetzt werden. Es ist äußerst zeitökonomisch, da der Fragebogen aus nur

14 Items zur Erfassung von Krankheitsängsten und -befürchtungen besteht. Ursprünglich stellte der WI eine Subskala des „Illness Behavior Questionnaire" (IBQ) von Pilowsky und Spence dar.

Die deutsche Version wurde von Rief et al. (1994) in einer Studie mit 135 psychisch und psychosomatisch gestörten Patienten untersucht. Eine Faktorenanalyse ergab ähnlich wie in der englischen Originalversion drei unterscheidbare Skalen mit den Bezeichnungen „Krankheitsängste", „Somatische Beschwerden" und „Krankheitsüberzeugung". Es kann auch ein Gesamtscore des WI berechnet werden, um den Ausprägungsgrad der hypochondrischen Tendenz zu quantifizieren. In der Studie von Rief et al. (1994) wurden bei einem kritischen Wert von mindestens acht Punkten Patienten mit der Diagnose einer Hypochondrie mit guter Sensitivität und Spezifität identifiziert. Für die Test-Retest-Reliabilität der englischen Originalversion wurde ein Wert von r = 0.81 ermittelt. Für den WI konnten ferner zuverlässige Zusammenhänge zu anderen Hypochondrie-bezogenen Variablen sowie signifikante Veränderungen im Anschluß an eine stationäre verhaltensmedizinische Behandlung aufgezeigt werden.

Whiteley-Index zur Hypochondrie-Messung geeignet

Fragebogen zu Körper und Gesundheit (FKG)

Ein Selbstbeurteilungsverfahren zur Erfassung von Einstellungen und Bewertungen von körperlichen Symptomen

Bei kognitiv-verhaltenstherapeutischen Behandlungen spielt die Analyse und Veränderung dysfunktionaler Kognitionen eine zentrale Rolle. Ein erster Ansatz zur Erfassung derartiger Kognitionen stellte die von Barsky entwickelte „Somatosensory Amplification Scale" dar, die von unserer Arbeitsgruppe in Form des FKG erweitert und psychometrisch evaluiert wurde. Ursprünglich handelte es sich um 68 Items, von denen aufgrund faktorenanalytischer Befunde jedoch nur 47 Items in die Endfassung übernommen wurden. Ferner wurden sechs weitere Items der „Somatosensory Amplification Scale" aufgenommen (die somit vollständig im FKG enthalten ist), so daß der FKG aus insgesamt 53 Items besteht.

FKG zur Erfassung spezifischer Kognitionen

Aufgeführt sind dysfunktionale Bewertungen sowie Aussagen, die eine problematische „innere Reaktion" auf die Wahrnehmung von Körpersensationen anzeigen. Folgende Skalen können berechnet werden:

1. *Katastrophisierende Bewertung* (z. B. „Fühle ich mich körperlich schlapp, hat dies oft etwas Schlimmes zu bedeuten.");
2. *Intoleranz von körperlichen Beschwerden* (z. B. „Wenn an meinen körperlichen Empfindungen etwas nicht stimmt, beunruhigt mich das sofort.");
3. *Körperliche Schwäche* (z. B. „Ich bin körperlich nicht mehr stark belastbar, da meine Leistungsfähigkeit allmählich nachläßt.");

4. *Vegetative Mißempfindungen* (z. B. „Ich habe oft Herzklopfen, da mein Kreislauf besonders empfindlich ist.“);
5. *Gesundheitsverhalten* (z. B. „Ich bin immer darum bemüht, richtig gesund zu leben.“). Für den Gesamtscore des FKG wurde eine interne Konsistenz von 0.93 (Cronbachs Alpha) ermittelt.

Der FKG wurde bei stationären psychosomatischen Patienten sowie gesunden Kontrollpersonen aus der Allgemeinbevölkerung eingesetzt. In einer eigenen Studie fanden wir, daß Patienten mit multiplem Somatisierungssyndrom in den ersten vier Skalen signifikant höhere Werte aufwiesen als klinische Kontrollpersonen mit anderen psychischen Störungen und gesunde Kontrollpersonen aus der Bevölkerung. Bei den Skalen „Katastrophisierende Bewertung“ und „Intoleranz von körperlichen Beschwerden“ bestand sogar eine spezifische Erhöhung der Werte nur bei den Somatisierungspatienten, während sich die klinische Kontrollgruppe und die gesunden Personen in ihren Mittelwerten nicht voneinander unterschieden. Dies legt die Schlußfolgerung nahe, daß es sich bei den erfaßten Kognitionen tatsächlich um spezifische Merkmale somatoformer Störungen handelt. Auch konnte im Rahmen einer verhaltensmedizinischen Behandlung ein signifikanter Rückgang in den Werten der drei ersten Skalen beobachtet werden. Dies belegt, daß es sich bei den erfaßten Kognitionen tatsächlich auch um veränderungssensitive Aspekte handelt.

2 Störungstheorien und -modelle

Das einheitliche Etikett „somatoform“ darf nicht darüber hinwegtäuschen, daß Patienten in dieser Störungsgruppe durch äußerst unterschiedliche Merkmale bezüglich der Art der Symptomatik, des Störungsverlaufs und der ätiologischen Determinanten gekennzeichnet sind. Es existiert bis heute kein Störungsmodell, das alle ursächlichen, auslösenden und aufrechterhaltenden Bedingungen jedes Einzelfalles exakt zu erklären vermag. Dennoch wurden vor dem Hintergrund des kognitiv-verhaltenstherapeutischen Ansatzes einige interessante Modellvorstellungen entwickelt. Diese dienen einerseits dazu, Therapeuten und Patienten ein besseres Verständnis der biologischen, psychischen und sozialen Prozesse und Wirkfaktoren zu vermitteln, zum anderen können daraus aber auch unmittelbar Strategien für die Behandlung abgeleitet werden. Daher sollen einige Grundzüge des kognitiv-verhaltenstherapeutischen Modells im folgenden näher dargestellt werden.

2.1 Risikofaktoren

Aus den Forschungsbefunden der letzten Jahre zeichnen sich eine Reihe von *Risikofaktoren* ab, die für das Auftreten von somatoformen Störungen, ihren Verlauf und ihre therapeutische Beeinflußbarkeit von Bedeutung zu sein scheinen. Risikofaktoren sollten jedoch nicht mit „Ursache“ und erst recht nicht mit „alleiniger Ursache“ gleichgesetzt werden. Keiner der bislang identifizierten Risikofaktoren ist absolut eindeutig mit einer späteren somatoformen Störung verbunden und in vielen Fällen scheint die Interaktion von unterschiedlichen Faktoren ausschlaggebend zu sein. Wir werden die wichtigsten bis heute untersuchten Risikofaktoren im folgenden auflisten und einige relevante Befunde referieren. Im Anschluß daran soll ein Bedingungsmodell vorgestellt werden, das auch Regelkreise der Aufrechterhaltung einer somatoformen Symptomatik berücksichtigt.

Genetische Aspekte haben gewisse Relevanz

- *Genetische Prädisposition.* Die deutlichsten Hinweise für einen genetischen Faktor erbrachte eine norwegische Zwillingsstudie, bei der eine erhöhte Konkordanz somatoformer Störungen bei eineiigen Zwillingen (29 %) im Vergleich zu zweieiigen Zwillingen (10 %) festgestellt wurde. Auch bestand eine erhöhte Konkordanz bei den insgesamt 35 untersuchten Zwillingspaaren zwischen somatoformen Störungen und generalisierter Angststörung. Familienstudien belegen, daß bei Patienten mit Somatisierungsstörung in der Verwandtschaft ersten Grades gehäuft ebenfalls Somatisierungsstörungen sowie Alkoholismus und antisoziale Persönlichkeitsstörungen auftraten.

  In eine ähnliche Richtung weisen die Ergebnisse einer schwedischen Adoptionsstudie, bei der die entsprechenden familiären Häufungen zwar für die biologischen Eltern der untersuchten Personen, nicht jedoch für die Adoptiveltern belegt werden konnten. Insbesondere fand sich bei Frauen und Männern mit multiplem Somatisierungssyndrom, die bereits sehr früh in der Kindheit von ihren biologischen Eltern zur Adoption weggegeben worden waren, eine Häufung von Kriminalität und Alkoholismus bei den biologischen Eltern. Daneben scheinen auch die Somatisierungsstörung und die histrionische Persönlichkeitsstörung eine gewisse genetische Verbindung aufzuweisen, wobei histrionische Männer möglicherweise bevorzugt eine antisoziale Persönlichkeitsstörung entwickeln, histrionische Frauen dagegen bevorzugt eine Somatisierungsstörung.

- *Biologische Auffälligkeiten.* Somatoforme Störungen dürfen nicht als rein kognitives Phänomen mißverstanden werden, sondern basieren im Normalfall auch auf körperlichen Veränderungen. Es wird vermutet, daß gestörte Prozesse der Aufmerksamkeit und der interozeptiven Wahrnehmung eine psychophysiologische Basis der somatoformen Störungen darstellen. Eventuell ist der Habituationsprozeß an körperliche Verän-

Auch biologische Merkmale bedeutsam

derungen durch neurophysiologische und endokrinologische Besonderheiten beeinträchtigt. Über die Wirkmechanismen im einzelnen ist jedoch wenig bekannt und die bislang vorliegenden Befunde konnten noch nicht zu einem in sich schlüssigen psychobiologischen Modell zusammengefaßt werden. Trotzdem sollten auch in der psychotherapeutischen Arbeit mögliche körperliche Prozesse berücksichtigt werden, um Patienten ein umfassendes Störungsmodell anbieten zu können und sie von Unterstellungen, „alles sei eingebildet", zu entlasten.

Beachte: Vermutlich tragen biologische Abweichungen zur Auslösung und/oder Aufrechterhaltung somatoformer Störungen bei. Dazu können zählen: verändertes Aktivierungsmuster, reduzierte Fähigkeit zur physiologischen Habituation, Veränderung physiologischer Funktionsabläufe (z. B. veränderte Atmungsmuster), allgemeine körperliche Mißempfindungen (z. B. Muskelkater), aber auch veränderte Körperwahrnehmung nach schweren Krankheiten oder Unfällen. Psychotherapeuten sollten Patienten signalisieren, daß sie auch diese körperlichen Aspekte berücksichtigen.

- *Soziodemographische Merkmale.* Die hierfür relevanten Befunde wurden bereits im Abschnitt zur Epidemiologie ausführlich dargestellt (vgl. Kapitel 1.4). Danach sind als Risikofaktoren anzusehen das weibliche Geschlecht, ein niedriges Bildungsniveau, die Zugehörigkeit zu niedrigen sozialen Schichten sowie die soziokulturelle Prägung mit einer Häufung von somatoformen Beschwerden insbesondere im „spanischen" und „lateinischen" Kulturkreis (u. a. Mexiko, Puerto Rico, Italien, Brasilien).

- *Kindheitserlebnisse.* Schwierige Lebensbedingungen und belastende Ereignisse in der Kindheit und Jugendzeit sind mehrfach mit der späteren Entwicklung einer somatoformen Störung in Verbindung gebracht worden. Britische Wissenschaftler fanden bei somatisierenden Patienten eine Häufung von Verlusterlebnissen in der Kindheit, wobei in vielen Fällen eine Vernachlässigung durch die Eltern bzw. durch die Erziehungspersonen vorlag. Dies kann mit den soziodemographischen Befunden in Zusammenhang gebracht werden, wonach viele Patienten mit Somatisierungsstörungen aus einfachen Verhältnissen und niedrigen sozialen Schichten stammen. Die Bewertung von körperlichen Symptomen und diesbezügliche Verhaltensweisen scheinen zudem auch von den elterlichen Modellfunktionen geprägt zu sein. So berichteten somatisierende Patienten häufiger von Krankheitserfahrungen bei Familienangehörigen in ihrer Kindheit.

Kindheitserfahrungen ebenfalls bedeutsam

Eine besonders schwerwiegende Form von belastenden Kindheits- und Jugenderlebnissen stellt der körperliche und sexuelle Mißbrauch dar. Eine überzufällige Häufung derartiger traumatisierender Erfahrungen wurde bei Frauen mit einer Somatisierungsstörung und bei hypochondrischen Patienten im Vergleich zu anderen klinischen Gruppen gefunden. Nach einer Studie in den USA besteht bei Frauen nach schwerem sexuellen Mißbrauch vor dem 14. Lebensjahr später ein erhöhtes Erkrankungsrisiko für chronische Unterbauchschmerzen, funktionelle Dyspareunie, geringes sexuelles Verlangen sowie Orgasmusstörungen. Allerdings haben diese Frauen ebenfalls ein erhöhtes Risiko, im späteren Leben eine andere als somatoforme psychische Störung zu entwickeln (z. B. etwa 47fach erhöhtes Risiko für eine Panikstörung und knapp 11fach erhöhtes Risiko für eine Major Depression).

Beachte: Schwerwiegende Belastungen und Traumata in der Kindheit und Jugend, insbesondere Erfahrungen von körperlichem und sexuellem Mißbrauch, sind bei somatoformen Störungen häufig anzutreffen. Auch finden sich gehäuft Modelle für Krankheitsverhalten in der Kindheit und Jugend (z. B. chronisch kranke Eltern oder Geschwister). Diese Aspekte sollten bei der Konzeptbildung und Therapieplanung berücksichtigt werden (z. B. Therapieelemente wie für die Behandlung posttraumatischer Belastungsstörungen integrieren).

- *Andere Lebensereignisse.* Nicht nur Kindheitserlebnisse, sondern auch belastende oder traumatisierende Erfahrung im Erwachsenenalter gehen in vielen Fällen einer somatoformen Störung voraus. In einer amerikanischen Studie mit somatisierenden Patienten in Allgemeinkrankenhäusern wurde eine positive Korrelation zwischen den Lebensereignissen der letzten sechs Monate und der somatoformen Symptomatik festgestellt. Bei israelischen Soldaten, die 1982 im Libanon-Krieg erhebliche Streßreaktionen gezeigt hatten, traten im späteren Verlauf häufiger somatische Beschwerden auf als bei Soldaten ohne diese Reaktionen. In Puerto Rico wurden die Einwohner nach einer schweren Flutwelle im Oktober 1985 untersucht, die 180 Tote und Tausende von Verletzten gefordert hatte. Bei 139 Personen, die von dieser Katastrophe betroffen waren, zeigte sich ein stärkerer Trend zur Entwicklung von somatoformen Symptomen als bei Nicht-Betroffenen. Am deutlichsten ausgeprägt war der Unterschied für den Bereich der gastrointestinalen Symptome.

Traumatische Erfahrungen sind Risikofaktor

Beachte: Ähnlich wie bei der posttraumatischen Belastungsstörung können auch nach schwerwiegenden Lebensereignissen im Erwachsenenalter gehäuft somatoforme Symptome auftreten.

- *Prädisponierende Persönlichkeitszüge.* Die somatoformen Störungen konnten bis heute nicht systematisch mit einem spezifischen Cluster von Persönlichkeitseigenschaften oder mit speziellen Persönlichkeitsstörungen in Verbindung gebracht werden (vgl. auch Abschnitt 1.6 zur Komorbidität). Als bedeutsam galt in der Vergangenheit das Konzept der „Alexithymie“. Es beschreibt Personen, die Schwierigkeiten bei der

Alexithymie eher unspezifisches Merkmal

Wahrnehmung und dem Ausdruck von Gefühlen haben, Emotionen und körperliche Sensationen nur schlecht unterscheiden können und insgesamt wenig Imagination und Phantasie entwickeln. Obwohl aus der klinischen Erfahrung heraus somatoforme und insbesondere Schmerzpatienten vielfach als affektarm, emotional wenig ausdrucksfähig und übermäßig vernunftbezogen beschrieben wurden, haben sich diese Zusammenhänge in empirischen Studien bislang nicht klar belegen lassen.

„Somatosensory Amplification“ als Modell relevant

- *Interozeptiver Wahrnehmungsstil.* Als wichtige Determinante der somatoformen Störungen wird ein besonderer individueller Stil der Wahrnehmung von Körperreizen angesehen, der insbesondere durch die Arbeitsgruppe um Barsky beschrieben und unter dem Begriff der „somatosensorischen Verstärkung“ (somatosensory amplification) eingeführt wurde. Danach besteht die interindividuell sehr unterschiedlich ausgeprägte Neigung, körperliche Empfindungen als intensiv, schädlich und beeinträchtigend zu erleben, unangenehme Körperempfindungen besonders zu beachten und sie eher als pathologische Zeichen und nicht als normale physiologische Reaktionen zu interpretieren. Dieses Erlebens- und Bewertungsmuster scheint mit einem erheblichen Risiko für die Entwicklung einer somatoformen und insbesondere hypochondrischen Störung verbunden zu sein. Es ist allerdings noch unklar, inwieweit es sich um eine längerdauernde Eigenschaft im Sinne einer Persönlichkeitsprädisposition oder um eine vorübergehende Veränderung bei somatisch oder psychisch erkrankten Personen handelt.

Eine „episodenhafte Hypochondrie“ tritt oftmals bei Medizinstudenten auf, die im Anschluß an den Erwerb von neuem anatomischen oder physiologischen Wissen ihren eigenen Körper und die Körperfunktionen vermehrt selektiv beachten und dann auch vermeintliche „Symptome“ entdecken.

Leichte physiologische Dysfunktionen werden überbewertet

Nach Barsky kann die somatosensorische Verstärkung eine Rolle spielen bei normalen physiologischen Vorgängen und anatomischen Besonderheiten (z. B. Herzklopfen nach Lagewechsel, ungleichmäßige Konsistenz der Haut, Kurzatmigkeit bei Anstrengung), bei harmlosen Dysfunktionen und Bagatellkrankheiten (z. B. bei temporärem Tinnitus, Schluckauf, Durchfall oder Kopfschmerzen), bei somatischen Begleiterscheinungen intensiver Emotionen (z. B. Schwitzen bei Angst, Erröten bei Verlegenheit, kardiovaskuläre Aktivierung bei Ärger) sowie bei tatsächlichen körperlichen Erkrankungen. Patienten mit hohen Werten bezüglich des somatosensorischen Verstärkungsstils hatten in einer Studie von Barsky mehr Ängste vor dem Altern und dem Tod, sie legten mehr Wert auf Gesundheit und äußeres Erscheinungsbild und reagierten bei Krankheit oder Verletzungen empfindlicher. In einer weiteren Untersuchung tendierten diese Patienten dazu, eine Liste von unklaren körperlichen Symptomen eher als ernsthafte Krankheitszeichen zu interpretieren als nicht-hypochondrische Kontrollpersonen.

Beachte: Es gilt als gut belegt, daß somatisierende und hypochondrische Patienten ihre Körperfunktionen intensiver und ängstlicher beobachten und rascher dazu neigen, sie als Zeichen einer schweren Krankheit fehlzuinterpretieren. Bei der Diagnostik und Therapie sollte dies gemeinsam mit dem Patienten klar herausgearbeitet werden. Es ist davon auszugehen, daß jeder Patient eine „persönliche Krankheitstheorie" hat und durch viel Annahmen oder falsche Schlußfolgerungen Ängste oder andere negative Emotionen ausgelöst werden.

Unrealistischer Gesundheitsbegriff wichtiges Merkmal

- *Kognitive Fehlbewertungen.* Da die Analyse und Veränderung von dysfunktionalen Kognitionen im Mittelpunkt jeder kognitiv-verhaltenstherapeutischen Behandlung steht, sind die speziellen Bewertungsprozesse und Einstellungen von besonderem Interesse. Hierzu liegen einige Untersuchungen vor, die über das geschilderte Konzept der somatosensorischen Verstärkung hinausgehen. Obwohl der Fehlbewertung von harmlosen Symptomen als gefährliche Krankheitszeichen eine entscheidende Bedeutung zukommt, sind bei den betroffenen Personen auch unrealistische Einstellungen zum Funktionieren des Körpers („ein gesunder Körper ist frei von Beschwerden"), falsche Annahmen über physiologische Zusammenhänge („ein Schmerz im Fuß signalisiert einen bevorstehenden Herzinfarkt"), sowie übertriebene Ansprüche an die heutige Medizin („der Arzt muß immer eine richtige Diagnose und Behandlung finden können") häufig anzutreffen. Dagegen ist die Einsicht in Zusammenhänge zwischen körperlichen und psychischen Funktionen oft sehr gering. Eine britische Untersuchung belegte, daß durch selektive Erinnerungsprozesse bei Personen mit hohen Hypochondriewerten häufiger Aussagen mit krankheitsbedrohlichem Inhalt als mit „neutralem" Inhalt wiedererkannt wurden. Ebenso hing das Ausmaß der hypochondrischen Ängste und Überzeugungen mit der Tendenz zusammen, körperliche Symptome als „katastrophisierend" oder „Zeichen einer nicht-notfallbezogenen Krankheit" zu interpretieren. Eine größere Zahl von typischen kognitiven Fehlbewertungen und dysfunktionalen Einstellungen sind in dem bereits erwähnten „Fragebogen zu Körper und Gesundheit" (FKG) enthalten (vgl. auch Kapitel 1.7 zu den diagnostischen Verfahren und Dokumentationshilfen).

Beachte: Kennzeichnend für somatoforme Störungen sind vielfach dysfunktionale Einstellungen zum Gesundheitsbegriff und zu den Aufgaben und Möglichkeiten der modernen Medizin. Wesentliches Ziel in der Therapie muß es sein, diese Kognitionen gemeinsam mit dem Patienten zu identifizieren, ihre Richtigkeit zu überprüfen und ggf. nach günstigeren Einstellungen zu suchen.

Krankenrolle oftmals mit Vorteilen verbunden

- *Soziale Faktoren.* Konsequenzen einer somatoformen Störung und insbesondere deren psychologische „Vorteile“ (sog. Krankheitsgewinn) können ebenfalls einen Einfluß haben. Es wird vermutet, daß in Einzelfällen die vermehrte Zuwendung von seiten des Arztes oder der Familie, die Vermeidung von als unangenehm erlebten Verpflichtungen, die Herausnahme aus der Arbeitsbelastung oder materielle Kompensation etwa in Form von Rentenzahlungen die Symptomatik und das Krankheitsverhalten operant verstärken. Ein lern- und sozialpsychologisch geprägter Ansatz geht davon aus, daß somatoforme Störungen an eine Art sozialer Kommunikation gekoppelt sind und der Patient auf diese Weise zwischenmenschliche Beziehungen gestalten kann.

  So ermöglicht es die körperliche Symptomatik, eine Patientenrolle einzunehmen oder ein Verhalten wie bei tatsächlich körperlich Kranken zu entwickeln (z. B. häufige Arztbesuche, Behandlungs- und Pflegebedürftigkeit). Wie bereits bei der Diskussion der transkulturellen Unterschiede dargestellt (vgl. Abschnitt 1.4), wird das Vorhandensein von körperlichen Symptomen in einzelnen Fällen als akzeptabler und weniger stigmatisierend erlebt werden als eine psychische Symptomatik. Der Patient benötigt jedoch dazu die Diagnose und Bestätigung des (somatomedizinischen) Arztes. Wenn der Arzt andererseits erwartet, daß der Patient das Fehlen krankheitswertiger Befunde akzeptiert und keine weiteren diagnostischen oder therapeutischen Maßnahmen fordert, so kann es zu erheblichen Spannungen in der Arzt-Patienten-Kommunikation kommen.

Beachte: Zur Aufrechterhaltung einer somatoformen Störung tragen oft operante Verstärkungsbedingungen wie Schonung durch andere oder finanzielle Vorteile bei.

2.2 Bedingungsmodell somatoformer Störungen

Die Vielfalt der diskutierten Risikofaktoren legt nahe, daß somatoforme Störungen auf einem komplexen Zusammenspiel von emotionalen, kognitiven, psychophysiologischen und Verhaltensbedingungen beruhen. Ein Störungsmodell sollte zusätzlich berücksichtigen, daß nicht nur unterschiedliche Faktoren an der Entstehung der Symptomatik beteiligt sind, sondern daß die Symptome selbst – wenn einmal vorhanden – mit Rückkoppelungen und Konsequenzen verbunden sind. Abbildung 4 zeigt ein entsprechendes funktionales Modell, das sowohl die Entstehung als auch die psychophysiologische Verstärkung sowie das für somatoforme Störungen typische Krankheitsverhalten in Betracht zieht und Verbindungen zwischen den einzelnen Komponenten herstellt.

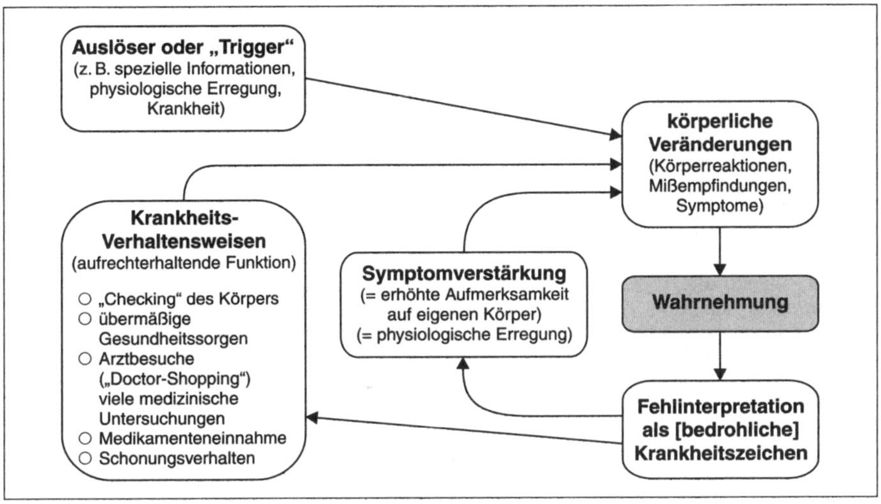

Abbildung 4:
Ein Störungsmodell der somatoformen Störungen

Fokussierung der Aufmerksamkeit auf Körper kritischer Faktor

Es wird vorausgesetzt, daß körperliche „Symptome“ durch mehr oder weniger ungewöhnliche Körperreaktionen oder Mißempfindungen entstehen. Die hieran beteiligten Mechanismen können unterschiedlich sein. Eine Möglichkeit besteht darin, daß der Betreffende durch spezielle Informationen (z. B. Fernsehsendung oder Zeitschriftenartikel über eine schwere Krankheit) angeregt wird, den eigenen Körper genauer zu beobachten und seinen Gesundheitszustand zu überprüfen. Durch die damit verbundene Aufmerksamkeitszuwendung auf die eigenen Körperfunktionen können minimale Mißempfindungen wie beispielsweise ein Kratzen oder Engegefühl im Hals, Druckgefühl oder Stechen im Brustbereich, Rötung der Haut oder Schmerzempfindungen der Muskulatur bewußt wahrgenommen und als Krankheitssymptome fehlinterpretiert werden. Andere Auslösebedingungen sind physiologische Erregung durch Streß bzw. starke Emotionen oder aber harmlose Bagatellerkrankungen (z. B. Durchfall oder leichte Infekte).

Eine Übersicht über mögliche Entstehungsbedingungen gibt Abbildung 5. Diese Auflistung ist jedoch nicht als vollständig anzusehen, sondern es können im Einzelfall noch weitere und andersartige Entstehungsmechanismen vorliegen. Auch sollte berücksichtigt werden, daß die Beschwerdengenese mit den heutigen psychophysiologischen und medizinischen Untersuchungsmethoden nicht immer aufzudecken ist, so daß die Ursache einzelner Symptome im Dunkeln bleiben mag. In einigen Fällen können die „Symptome“ alleine auf Aufmerksamkeitsprozesse zurückgeführt werden, wenn beispielsweise eine Person fortwährend auf Empfindungen im Halsbereich achtet und durch ständige Schluckbewegungen ein Kloßgefühl im Hals provoziert.

- *Minimale organische Dysfunktionen*
  z. B. Darmträgheit, Bagatellkrankheiten (wie Erkältung)
- *harmlose Schwellungen / Hautunregelmäßigkeiten*
  z. B. Oedeme, prämenstruelle Wassereinlagerungen, Leberflecken, Warzen
- *Autonome oder hormonell bedingte Erregung*
  z. B. körperliche Komponenten von Gefühlsreaktionen
- *Muskelverspannungen*
  z. B. Nacken- oder Rückenschmerzen, Kopfschmerzen, Schluckbeschwerden
- *Hyperventilation*
  z. B. Schwindelgefühle, Benommenheit, Herzsensationen, Kribbelempfindungen
- *Inaktivität*
  z. B. „Muskelkater", geringe körperliche Belastbarkeit, Herzklopfen
- *Schlechter Schlaf*
  z. B. Müdigkeit, Benommenheit, Konzentrationsstörungen
- *Physiologische Folgen von Speisen oder Getränken*
  z. B. Verdauungsbeschwerden nach Genuß verdorbener Speisen, Blähungen, Effekte von Alkohol incl. Entzugserscheinungen oder „Kater"
- *Nebenwirkungen von Medikamenten*
  z. B. Mundtrockenheit, Unruhe, Müdigkeit, Zittern

Abbildung 5:
Pathogenese somatoformer Störungen: Mögliche Auslösebedingungen

In der Therapie kann es wichtig und hilfreich sein, mögliche physiologische Mechanismen der Symptomgenese detailliert und eventuell auch unter Zuhilfenahme von Schaubildern oder anatomisch-physiologischen Graphiken zu erläutern. Die folgenden Beispiele mögen dies verdeutlichen:

Körperliche Prozesse in Therapie veranschaulichen

a) Bei emotionaler Belastung kommt es zu einer verstärkten Aktivität des *sympathischen Nervensystems*; dem Patienen kann ein kurzer Überblick über den Aufbau des Gehirns, Rückenmarks und peripheren Nervensystems sowie über die motorischen, sensiblen und vegetativen Funktionen gegeben werden; somit kann verdeutlicht werden, daß durch die Überaktivierung des sympathischen Nervensystems eine Art „Alarmbereitschaft" unter Beteiligung von unterschiedlichen Organen ausgelöst wird und eine Vielzahl von körperlichen Veränderungen wie Herzrhythmusstörungen, Zittrigkeit oder Schwitzen auftreten können.

Veränderung der Atmung erzeugt körperliche Beschwerden

b) Bei *kardiovaskulären Symptomen* spielt häufig die Hyperventilation eine Rolle, die mit einem übermäßigen Abatmen von Kohlendioxid und einem Absinken des Säuregehalts (ph-Wert) im Blut verbunden ist; es kann aufgrunddessen zu einem verminderten Blutfluß, zu nervöser Überreizbarkeit oder zu mechanischen Beeinträchtigungen mit abnormen Brustdeckenbewegungen kommen. Ausgelöste Körpersymptome sind z. B. Brustschmerzen, Herzrhythmusstörungen, Schwindel, Ohnmachtsgefühle, Sensibilitätsstörungen, Atemnot, Gähnen, Mundtrokkenheit, Konzentrationsstörungen, Vergeßlichkeit oder Schwächegefühl.

Merke: Es existiert eine Vielzahl von psychobiologischen Mechanismen für die Entstehung von somatoformen Symptomen. Eine entscheidende Bedeutung kommt der übermäßigen Aufmerksamkeitszuwendung auf harmlose oder unbedenkliche körperliche Mißempfindungen zu.

Nach der Wahrnehmung der körperlichen Sensationen ist vermutlich die Fehlinterpretation der Körpersignale als bedrohliche Krankheitszeichen von entscheidender Bedeutung. In Abbildung 4 sind *zwei Regelkreise* dargestellt, die im Anschluß an diese Fehlinterpretation zur Aufrechterhaltung der körperlichen Symptome und zur Chronifizierungstendenz beitragen. Zum einen wird durch die mit Angst assoziierte Fehlbewertung mit hoher Wahrscheinlichkeit eine weitere physiologische Erregung mit Anspannung und Verstärkung der Angstgefühle ausgelöst. Die betreffende Person wird dazu neigen, ihre Symptome noch genauer zu beobachten, um etwaige Veränderungen sofort zu registrieren. Durch das erhöhte Erregungsniveau und die zu erwartende vermehrte Aufmerksamkeitszuwendung können die bereits vorhandenen Symptome verstärkt werden oder es entwickeln sich neue unangenehme Körperempfindungen.

Gesundheitsängste führen zu körperlichen Veränderungen

Ein zweiter Regelkreis ist mit den sog. *Krankheitsverhaltensweisen* verbunden, durch die der Patient versucht, seine Beschwerden unter Kontrolle zu behalten oder mit Hilfe der Dienste des Gesundheitssystems eine Linderung bzw. Heilung zu erreichen. Es ist bekannt, daß Patienten mit somatoformen Störungen dazu neigen, sehr häufig den Arzt aufzusuchen und auf weitere medizinische Untersuchungen zu drängen. Dabei werden die unauffälligen Befunde immer wieder angezweifelt und der Patient sucht weitere Ärzte oder Spezialisten auf, um „endlich" eine genaue Diagnose seiner vermeintlichen Krankheit zu bekommen. Die übermäßige Inanspruchnahme medizinischer Dienste wird durch den Ausdruck „Doctor-shopping" charakterisiert.

Übermäßige Inanspruchnahme medizinischer Dienste

Zu den aufrechterhaltenden Faktoren zählen ferner Selbstuntersuchungen und Funktionsüberprüfungen (sog. *„Checking"-Verhalten*). Beispielsweise können Hautrötungen durch ständiges Betasten der betroffenen Stelle verstärkt oder Schmerzen im Brustbereich durch unnatürliches Dehnen des Oberkörpers ausgelöst werden. Zudem entwickeln viele Patienten ein übertriebenes *Schonungsverhalten*, indem sie körperliche Anstrengungen oder sportliche Aktivitäten aus Angst vor einer Symptomverschlimmerung vermeiden. Stattdessen wird die Aufmerksamkeit auf die Beschwerden selbst oder auf hiermit in Zusammenhang stehende Informationen fokussiert. Manche Patienten kaufen sich medizinische Nachschlagwerke oder beschäftigen sich intensiv mit Gesundheitssendungen im Fernsehen oder Radio. In Gesprächen mit der Familie oder Freunden rückt das Klagen über die körperlichen Beschwerden immer mehr in den Vordergrund, was wiederum die zwischenmenschlichen Beziehungen auf Dauer erheblich belastet.

Schonverhalten führt zu Symptom-Veschlimmerung

Eine weitere Komplikation kann sich im Störungsverlauf durch die *Einnahme von Medikamenten* ergeben. Dies ist insbesondere dann kritisch, wenn durch Nebenwirkungen der eingenommenen Mittel neue Symptome hervorgerufen werden. Andererseits kann aber auch das somatomedizinische

Krankheitverständnis der Patienten verstärkt werden („wer Medikamente bekommt, der muß auch krank sein"). Unter dem Druck der Patienten verschreiben Ärzte häufig Mittel mit unklarem Bezug zu den Symptomen wie Tranquilizer, Neuroleptika („Imap-Spritze"), Schmerzmittel oder homöopathische Präparate. Bei einigen Substanzen kann sich nach längerem Konsum eine psychische und pharmakologische Abhängigkeit und somit eine weitere Komplikation entwickeln, bei anderen treten durch den Langzeitkonsum körperliche Folgeschäden auf.

Merke: Haben sich somatoforme Symptome erst einmal entwickelt, so wird die Verstärkung der körperlichen Beschwerden sowie deren Aufrechterhaltung durch unterschiedliche Regelkreise gesteuert. Längerfristig sind Krankheitsverhaltensweisen wie „Doctor-shopping", „Chekking"-Selbstuntersuchungen, Schonungsverhalten sowie die Einnahme von unnötigen Medikamenten entscheidende Faktoren.

Aus dem Modell in Abbildung 4 können einige Interventionsziele abgeleitet werden. Nicht alle dargestellten Komponenten müssen im Einzelfall zutreffen, sondern Therapeut und Patient können daraus gezielte Annahmen über die Entstehung und Aufrechterhaltung der jeweiligen körperlichen Symptome ableiten und diese im Therapieprozeß überprüfen. Anhand des Störungsmodells kann den Patienten die Logik der therapeutischen Möglichkeiten deutlich gemacht werden, was in den meisten Fällen sowohl die Therapiemotivation als auch die Bereitschaft zu aktiver Mitarbeit erheblich fördert.

3 Diagnostik und Indikation

3.1 Hinweise zur Diagnostik

Eine sorgfältige Diagnostik ist das Fundament jeder verantwortungsbewußten psychotherapeutischen Tätigkeit. Sie ermöglicht eine adäquate Einschätzung der individuell vorliegenden Störung sowie der zugrundeliegenden Determinanten und Mechanismen. Zugleich versetzt sie den Kliniker in die Lage, die Therapiebedürftigkeit und -fähigkeit des Patienten einzuschätzen, den wahrscheinlichen Erfolg zu prognostizieren und aus den vorliegenden Informationen konkrete Interventionen abzuleiten. Ferner ist es zentrale Aufgabe der Diagnostik, andere schwerwiegende Störungen auszuschließen, die einer erfolgreichen Behandlung der somatoformen Störung im Wege stehen oder diese behindern würden. So ist beispielsweise in den meisten Fällen eine alleinige Behandlung der somatoformen Störung kontraindiziert, wenn bei dem Patienten eine psychotische Störung (z. B. Schizophre-

Vor Behandlung muß sorgfältige Diagnostik erfolgen

nie), eine ausgeprägte Alkohol- oder Drogenabhängigkeit oder eine beginnende oder fortgeschrittene Demenz besteht.

Die diagnostische Untersuchung sollte möglichst gleich zu Beginn oder in den ersten Sitzungen durchgeführt werden. Falls der Patient sehr ungeduldig ist und auf einen unverzüglichen Beginn der Therapie drängt, sollte der Kliniker ihn über die Notwendigkeit einer diagnostischen Untersuchung aufklären und diesbezüglich um seine Kooperation bitten. Es ist davon abzuraten, sich durch den Patienten in ein voreiliges therapeutisches Handeln drängen zu lassen und auf eine wohlüberlegte Therapieplanung zu verzichten. Die Erfahrung zeigt, daß in solchen Fällen unbefriedigende Verläufe oder Unzufriedenheit über das Therapieergebnis auf beiden Seiten häufig die Folge sind. Diagnostik stellt keinen Selbstzweck dar, sondern es können die Weichen für ein optimales Vorgehen in der Therapie gestellt werden. Auch sollte bedacht werden, daß Diagnostik und Therapie fortlaufend miteinander verzahnt sind und auch während des therapeutischen Prozesses weitere Informationen hinzukommen, die das anfängliche diagnostische Bild ergänzen und modifizieren.

Nicht zu voreiliger Therapie drängen lassen

Kurzanleitung für die Exploration (s. auch Karte im Anhang)

1. Anlaß und Umstände der Kontaktaufnahme mit dem/der Psychotherapeuten/in.
2. *Vollständige* Erhebung der körperlichen Befunde, Vorbehandlungen und weiterer anamnestischer Angaben; Testpsychologische Untersuchungen; Abklärung organischer Ursachen und Komplikationen.
3. Diagnostik der Untergruppe der somatoformen Störung.
4. Diagnostik komorbider Störungen, auch in der gesamten Lebensspanne.
5. Bisherige Erklärungsmodelle für die Beschwerden.
6. Subjektive Beeinträchtigungen durch die Beschwerden; Zusammenhänge mit Lebensplänen.
7. Verhaltensaspekte (z. B. Krankheitsverhalten; Schonverhalten; Kontrollverhaltensweisen; Rückversicherung suchen; Vermeidungsstrategien; Bewältigungsversuche).
8. Kognitive Aspekte (z. B. Aufmerksamkeitsfokussierung, Gesundheitsbegriff, katastrophisierende Bewertung körperlicher Mißempfindungen, Selbstkonzept).
9. Verstärkungsbedingungen und Gratifikation (Reaktionen der Umgebung auf Beschwerdenäußerung; Arbeitsunfähigkeit und Rentenbegehren).
10. Krankheitsmodelle und Vorerfahrungen (z. B. Modelle für Kranksein in der Familie); relevante Lebensereignisse; allgemeine Lebensbedingungen, Belastungen und Konflikte.

3.2 Hinweise zur Indikation

Empirische Studien zur differentiellen Indikation bei somatoformen Störungen liegen bis heute nicht vor. Dennoch sollte der Kliniker anhand pragmatischer Gesichtspunkte erwägen, inwieweit eine Behandlung der somatoformen Störung zum gegenwärtigen Zeitpunkt erfolgversprechend ist und inwieweit andersartige Behandlungsmethoden (z. B. Depressions- oder Angstbehandlung; medizinisches „Management" durch den Hausarzt) vorzuziehen wären. Nach unserer Auffassung stellen die Komorbidität und die Behandlungsmotivation wichtige Variablen bei diesen Überlegungen dar:

Behandlungsplanung von Komorbidität abhängig

1. *Komorbidität:* Beim Vorliegen weiterer Störungen neben der somatoformen Störung sollte mit dem Patienten abgeklärt werden, welcher Problembereich derzeit im Vordergrund steht oder aufgrund seines Schweregrades am behandlungsbedürftigsten ist. Beispielsweise kann bei einem Patienten mit sowohl somatoformer als auch depressiver Symptomatik zunächst eine Depressionsbehandlung – etwa aufgrund von starkem Antriebsmangel oder Suizidalität – zwingend sein. Da bei einem Rückgang der depressiven Symptomatik nicht unbedingt auch eine Besserung der körperlichen Beschwerden zu erwarten ist, kommen zu einem späteren Zeitpunkt weitere Maßnahmen aus dem Behandlungskatalog der somatoformen Störungen in Frage. Ähnliche Überlegungen können sich bei Patienten mit einer Angststörung ergeben. Durch eine psychologische Behandlung von Panikstörungen sind zum einen schnell Erfolge zu verzeichnen, zum anderen ergeben sich bereits Anhaltspunkte für den Patienten für psychisch-körperliche Interaktionsprozesse. Bei Patienten mit somatoformer Schmerzstörung sind unter Umständen spezielle Schmerzbewältigungsprogramme vorzuziehen (Basler & Kröner-Herwig, 1995). Schließlich ist auch zu berücksichtigen, daß bei bestimmten schweren oder akuten psychischen Störungen (z. B. floride Phase einer Schizophrenie oder progrediente Verschlechterung eines dementiellen Syndroms) eine alleine auf die somatoforme Symptomatik bezogene Behandlung kontraindiziert sein kann.
2. *Behandlungsmotivation:* Behandlungsmotivation ist in vielen Fällen erst in der Anfangsphase der Therapie zu erarbeiten und kann nicht immer vorausgesetzt werden. Grundsätzlich sollte mit Interventionen, therapeutischen Aufgaben und „Verschreibungen" zurückhaltend umgegangen werden, solange die motivationale Basis für eine Zusammenarbeit noch nicht geklärt ist. Bei der Beschreibung des Therapieleitfadens (Kap. 4) wird ausführlich auf Motivierungsstrategien eingegangen. Trotzdem können solche Behandlungsversuche manchmal nicht zum Erfolg führen. Keinesfalls sollte der Therapeut gekränkt oder beleidigt reagieren, wenn sich der Patient trotz intensiver Motivierungsbemühungen nicht zur Aufnahme oder Fortsetzung der Therapie entschließt. Die Entscheidung des Patienten sollte mit persönlicher Wertschätzung ak-

zeptiert werden. Vielfach eröffnet sich dadurch für den Patienten die Möglichkeit, zu einem späteren Zeitpunkt wieder psychotherapeutische Behandlung aufzusuchen, falls er seine Meinung revidieren sollte oder sich durch das Fortschreiten der Störung in zunehmendem Maße eingeschränkt fühlt. Ambivalente Patienten sollten auf keinen Fall überredet oder mit Nachdruck „überzeugt" werden. Es dürfte jedoch zweckmäßig sein, bei vorzeitigem Therapieende mit dem Patienten dessen weiteres Vorgehen zu besprechen (z. B. Aufsuchen weiterer Spezialisten) und die diesbezüglichen Erwartungen klar zu benennen. Weitere Indikationshinweise finden sich in Kapitel 4.4.

Behandlungsmotivation ist ein Ziel der Behandlung, nicht Voraussetzung

4 Behandlung

4.1 Darstellung der Therapiemethode

Nachfolgend werden einzelne Elemente eines Therapieprogrammes beschrieben, die entweder einen gewissen Konsensus unter Experten darstellen oder in wissenschaftlichen Studien näher überprüft wurden. Die Abfolge der einzelnen Elemente erscheint in der vorgegebenen Form nicht zwingend, so daß nach individuellen Bedürfnissen auch Variationen möglich sind. Auch sind je nach individueller Problemlage nicht alle Therapiebausteine notwendig, um eine erfolgreiche Behandlung durchzuführen. Insofern stellen die nachfolgenden Methoden in erster Linie einen allgemeinen Leitfaden dar, der dem Therapeuten trotzdem eine individuelle Anpassung ermöglicht. Weiterhin sind manche der nachfolgend dargestellten Methoden dem Leser aus anderen Therapieansätzen bereits bekannt. Trotzdem erhalten diese oftmals im Licht der Behandlung von Personen mit somatoformen Störungen einen neuen Stellenwert, so daß eine ausführlichere Beschreibung sinnvoll erscheint. Als weitere Hilfe zur Exploration und Therapieplanung ist im Anhang eine „Kurzanleitung für die Exploration" aufgeführt.

Individuelle Anpassung der Therapieelemente möglich

4.1.1 Behandlungsanlaß und Klärung der Rahmenbedingungen

Neben der Erfragung der Beschwerden, die zur Aufnahme geführt haben, ist bei dieser Patientengruppe auch die genaue Klärung der Überweisungsmodalität notwendig. Oftmals kommen die Patientin unter Vorbehalt nach einer langen Vorgeschichte zum Psychotherapeuten, nicht mit der Hoffnung auf positive Veränderung, sondern mit der Zielsetzung, „alles probiert zu

Überweisungsmodus ist wichtig für weitere Behandlung

haben“. Damit einher geht auch oftmals, daß der Vorbehandler über die Erfolglosigkeit seiner zahlreichen Versuche resigniert war und den Patienten deshalb zum Psychotherapeuten überwies, weniger aus Erfolgserwartung, sondern um eine Behandlungspause einzulegen. Diese schwierigen Eingangsbedingungen können jedoch direkt genutzt werden, um eine empathische Beziehung zum Patienten aufzubauen und die Rahmenbedingungen für die Behandlung zu klären.

Therapeut: Wie kam es denn, daß Sie Behandlung bei mir suchten?
Patient: Dr. X hat gesagt, daß ich dies tun soll.
Therapeut: Heißt das, daß Sie von sich aus vermutlich keine Behandlung bei einem Psychotherapeuten aufgesucht hätten? (Patient nickt) Was meinen Sie denn selbst, was Ihnen eine Behandlung beim Psychotherapeuten nützen könnte?
Patient: Das weiß ich auch nicht. Ich dachte, dies von Ihnen zu erfahren.
Therapeut: Da haben Sie recht. Das ist sicher meine Aufgabe, Sie darüber ausreichend zu informieren. Dies will ich auch gleich tun. Es ist mir jedoch auch wichtig zu erfahren, unter welchen Bedingungen jemand den Weg zum Psychotherapeuten findet. Wenn ich Sie richtig verstanden habe, fühlen Sie sich in erster Linie hergeschickt und sind skeptisch, was hier auf Sie zukommen kann.
Patient: Ja, das stimmt. Ich habe mit so Psycho-Sachen nichts am Hut.
Therapeut: Das kann ich gut nachvollziehen, bei dem, was in den Medien über Psychologie und Psychotherapie berichtet wird. Deshalb möchte ich vorschlagen, daß wir eine bestimmte Zeitspanne vereinbaren, in der Sie überprüfen, ob ein psychotherapeutisches Vorgehen in Ihrem Fall sinnvoll ist. Wenn Sie nach dieser Zeitspanne den Eindruck haben, daß Ihnen die Behandlung bei mir wenig hilft, sollten wir die Behandlung abbrechen. Was meinen Sie denn, wie viel Sitzungen sollten wir vorläufig vereinbaren, wenn wir uns einmal pro Woche treffen?

(Therapeut und Patient einigen sich vorläufig auf zwölf Sitzungen. Der Therapeut weist darauf hin, daß im Falle einer positiven Zusammenarbeit anschließend nochmals unter Umständen 10–20 Sitzungen anfallen, spätestens dann jedoch die Behandlung beendet wird. Weiterhin klärt der Therapeut den Patienten auf, daß er sich in seiner Arbeit nicht nur mit psychischen Problemen beschäftigt, sondern auch sehr häufig mit körperlichen Beschwerden.)

4.1.2 Diagnostik und Anamneseerhebung

Es klingt trivial, daß zuvorderst die aktuellen und früheren körperlichen und psychischen Beschwerden des Patienten exploriert werden sollten. Trotzdem ist zu beobachten, daß es vielen Therapeuten sehr schwer fällt, den langen Leidenslisten der Patienten zuzuhören. Andererseits ist nachvollziehbar, daß Patienten nur dann zu einem Therapeuten eine vertrauensvolle Beziehung aufbauen können, wenn sie davon ausgehen, daß dieser ihr Beschwerdebild ausreichend kennt. Deshalb sollte diese Phase nicht als notwendiges Übel der Therapie gesehen werden, sondern als mögliche Chance, das therapeutische Bündnis zu verbessern. Der Therapeut kann die Gelegenheit nutzen, immer wieder zu signalisieren, daß diese körperlichen Beschwerden für den Betroffenen sicherlich sehr einschränkend waren, daß die Ungewißheit über ihre Ursache sicherlich schwer auszuhalten war oder daß oftmals Enttäuschung über erfolglose Behandlungsversuche auftrat.

Auch lange Leidensgeschichten explorieren

Soweit von organischer Seite aus noch Abklärungsbedarf besteht, sollte dieser zeitlich konzise in der Anfangsphase durchgeführt werden, um ein späteres Hin- und Herschwanken zwischen psychotherapeutischer und organmedizinischer Betrachtungsweise zu vermeiden. Die Vorbefunde sollten nochmals gesichtet und gegebenfalls mit dem Patienten diskutiert werden. Manchmal wurden in der Vergangenheit rein beschreibende „Diagnosen" (z. B. Herzrhythmusstörung) oder Diagnosen mit unklaren ätiologischen Vorstellungen (z. B. Fibromyalgie) gestellt, über deren Hintergründe der Therapeut gut informiert sein muß, um diese Informationen mit dem Patienten nochmals durchgehen zu können. Hierbei ist darauf zu achten, daß beim Patienten kognitive Verzerrungen auftreten können, so daß durch Rückfragen immer wieder überprüft werden muß, wie Patienten die dargebotene Information verarbeiten und sich einprägen.

Organische Diagnostik zeitlich begrenzt in Anfangsphase

Informationsverzerrungen beachten

Leitfaden zur Klassifikation

1. Bei Verdacht auf eine somatoforme Störung beginne die Exploration direkt mit dieser Sektion.
2. Beginne mit den Symptomen, die für den Patienten im Vordergrund stehen (in der Regel körperliche Beschwerden). Exploriere weitere körperliche Beschwerden sowie die entsprechenden Ein- und Ausschlußkriterien (z. B. medizinische Abklärung, begleitende organische Erkrankungen etc.).
3. Entscheide: Liegt eine Somatisierungsstörung, eine somatoforme autonome Funktionsstörung, eine Schmerzstörung oder eine Konversionsstörung vor?
4. Liegen Hypochondrie oder körperdysmorphe Störungen vor?
5 Überprüfe auf weitere psychische Störungen (Depressionen, Angst etc.). Erfrage auch frühere Erkrankungsphasen.
6. Bei Vorliegen mehrerer psychischer Störungen: Versuche eine zeitliche Anordnung der Auftretensphasen.

Bei den Interviews zur Klassifikation empfiehlt es sich, mit jener Störungsgruppe zu beginnen, die vermutlich die Hauptsymptomatik des Patienten am besten beschreibt (also im vorliegenden Fall mit der Diagnostik der somatoformen Störungen). Auch bei dominierenden körperlichen Symptomen sollten weitere Untergruppen der somatoformen Störungen erfragt werden (Hypochondrie, körperdysmorphe Störung etc.). Nachfolgend sollte überprüft werden, welche komorbiden psychiatrischen Diagnosen in der Lebensspanne vorlagen. Diese Information ist nicht nur wichtig zur Beurteilung von prognostischen Variablen oder zur Planung der Behandlung, sondern kann auch genutzt werden, um Patienten Zusammenhänge zwischen psychischen und körperlichen Prozessen zu demonstrieren (siehe Abschnitt Arbeit mit Krankheitsmodellen). Der Kliniker sollte deshalb auch darauf achten, nicht nur gegenwärtige Auffälligkeiten und Symptome zu berücksichtigen, sondern auch frühere Störungsepisoden zu explorieren. An dieser Stelle können bereits Hypothesen über funktionelle Zusammenhänge zwischen den einzelnen Störungsbereichen aufgestellt werden (z. B. zusätzliche Entwicklung einer depressiven Störung bei bereits vorhandener somatoformer Störung als Ausdruck einer zunehmenden Demoralisierung). Hierzu kann es hilfreich sein, in einem Diagramm über die Lebensspanne die einzelnen Erkrankungsphasen einzuzeichnen.

Auch frühere Krankheitsphasen beachten

Durch die systematische Exploration gewinnt der Kliniker in den Augen vieler Patienten einen Expertenstatus. Die Patienten sind oftmals dankbar, kompetent und umfassend diagnostisch untersucht zu werden und über ihre Beschwerden berichten zu können. Der Kliniker sollte das Ergebnis bei Bedarf mit dem Patienten besprechen und somit die Diagnosenstellung transparent machen, die in späteren Behandlungsberichten meist auch an andere Einrichtungen oder weiterbehandelnde Therapeuten und Ärzte versandt wird.

Quantifizierende testpsychologische Daten können die kategoriale Diagnostik sinnvoll ergänzen. Wie bereits erwähnt ist zu empfehlen, den individuellen Schweregrad der somatoformen Symptomatik anhand einer Symptom- oder Beschwerdenliste genauer zu spezifizieren (z. B. SOMS-7, Whiteley-Index). Diese Fragebögen können im Verlauf und auch zum Abschluß der Therapie vorgegeben werden. Weitere Instrumente sind in Abbildung 3 aufgeführt.

4.1.3 Erfahrungen mit Vorbehandlungen und Entwicklung von Krankheitsmodellen

Bei der Exploration bisheriger Behandlungsversuche sollte auf Aspekte chronischen Krankheitsverhaltens (z. B. „Doctor Shopping“) geachtet werden. In diesem Zusammenhang kann es für den weiteren Verlauf der Therapie außerordentlich wichtig sein, den Patienten an nur einen „Hauptarzt“ bezüglich der somatomedizinischen Behandlung „anzubinden“, um eine Kontinuität der medizinischen Behandlung zu erreichen und die Grundlage

Organische Seite möglichst auf 1 Arzt konzentrieren

zu einem integrativen, durch gegenseitige Absprachen geprägten Vorgehen zu schaffen.

Die Erfahrungen mit verschiedenen Vorbehandlungsversuchen können auch gemeinsam mit den verschiedenen Modellen für Krankheitsverhalten exploriert werden, die für den Patienten in der Vergangenheit von Bedeutung waren. Der nachfolgende Ausschnitt aus einem Therapieskript soll dies wieder verdeutlichen:

Therapeut: Sie berichteten, daß Sie, als die ersten Beschwerden auftraten, zum Arzt gingen. Was vermuteten Sie denn damals, was die Ursache der Beschwerden sein könnte?
Patient: Eigentlich hatte ich anfangs noch keine feste Vermutung. Ich habe die Beschwerden gespürt und gedacht, irgendeine Erklärung muß es doch hierfür geben. Deshalb bin ich zum Arzt gegangen.
Therapeut: Hatten Sie damals befürchtet, daß es sich um eine schwere Erkrankung handeln könnte?
Patient: Ganz am Anfang eigentlich noch nicht. Ich dachte eher, ,,was ist denn nun schon wieder". Aber als dann nichts Konkretes gefunden wurde und niemand die Beschwerden erklären konnte, da habe ich schon vermutet, daß es sich um eine schlimme, unerkannte Erkrankung handelt. Zum Teil habe ich sogar befürchtet, es wäre Krebs, der bislang noch nicht erkannt wurde und nur ganz langsam wächst.
Therapeut: Welche weiteren Ursachen haben Sie denn noch im Laufe der letzten Jahre vermutet?
Patient: Die Angst, daß es Krebs sein könnte, ist dann eher in den Hintergrund getreten, weil die Ärzte nie einen Hinweis gefunden haben. Aber daß es irgendeine körperliche Erkrankung sein müßte, denke ich auch heute noch oft. Man weiß ja noch nicht alles in der Medizin. Vielleicht handelt es sich um eine Krankheit, die erst in ein paar Jahren genauer entdeckt wird.
Therapeut: Das mag sein. Wenn ich Sie richtig verstanden habe, gingen Sie die letzten Jahre davon aus, daß es sich um eine körperliche Erkrankung handelt, die bislang noch nicht entdeckt wurde?
Patient: Ja, eigentlich schon.
Therapeut: Wurden auch mal andere Erklärungsmöglichkeiten für die Entstehung der körperlichen Beschwerden angesprochen?
Patient: Wie meinen Sie das?
Therapeut: Ihre Befürchtung, daß die körperlichen Beschwerden vielleicht Ausdruck einer körperlichen Krankheit sein könnten, ist sicherlich sehr naheliegend. Die meisten von uns gehen erst einmal zum Arzt, wenn sie körperliche Beschwerden haben. Dies ist ja auch sinnvoll. Trotzdem stellt sich die Frage, ob körperliche Erkrankungen die einzige Erklärungsmöglichkeit für die Entstehung körperlicher Beschwerden sein können. Es könnte ja auch sein, daß solche Beschwerden durch verschiedene andere Einflüsse entstehen. Haben Sie auch schon mal andere Erklärungsmöglichkeiten überprüft, wie diese Beschwerden entstehen können?

Patient: Nein, ich verstehe auch gar nicht ganz, was Sie meinen?
Therapeut: Nun ja, meine Erfahrung ist eher, daß die meisten körperlichen Beschwerden Gott sei Dank nicht Ausdruck einer schweren körperlichen Erkrankung sind, sondern durch das Zusammenwirken verschiedener Einflüsse entstehen. Soweit ich Sie richtig verstanden habe, versuchten Sie in den letzten Jahren, nur eine Erklärungsmöglichkeit für die Beschwerden zu überprüfen, nämlich, ob ihnen eine körperliche Erkrankung zugrundeliegt. Wir können in den nachfolgenden Sitzungen überprüfen, ob es noch weitere Erklärungsmöglichkeiten für die Entstehung dieser körperlichen Mißempfindungen geben kann. Ihre Aufgabe wäre dann, genau zu beobachten und zu überprüfen, welche Einflüsse auf Ihre Beschwerden zu finden sind und verschiedene Entstehungsmöglichkeiten von körperlichen Beschwerden zu überprüfen.

Durch dieses Therapieskript soll zum einen deutlich werden, daß Patienten nicht zwingend von vornherein an einer organischen Sichtweise für die Entstehung der Beschwerden festhalten, sondern zu Beginn zwar eine Erklärung für die Beschwerden wollten, aber noch offen für verschiedene Sichtweisen waren. Erst nach langjährigen Verstärkungsprozessen durch Behandler, durch Familienmitglieder oder Arbeitsvorgesetzte tritt in einigen Fällen eine Fixierung auf die organische Sichtweise auf. Deshalb ist unter Umständen von Bedeutung, die Vorstellungen über Krankheitsursachen auch dieser Personen zu erfragen.

Organmedizinisches Modell ist naheliegend, nicht irrational

Zum anderen soll mit diesem Beispiel darauf hingewiesen werden, dem Patienten zu signalisieren, daß seine anfängliche Herangehensweise an die Problematik (den Arzt aufsuchen) sicherlich sinnvoll und das Natürlichste auf der Welt war. Unter Umständen kann bereits eine Evaluation vorgenommen werden, indem verdeutlicht wird, daß diese Strategie aufrechterhalten wurde, obwohl sie nicht zum Erfolg führte.

4.1.4 Exploration der Lebenseinschränkung durch die Beschwerden sowie von Bewältigungsversuchen

Im Normalfall ist die somatoforme Störung mit mehr oder weniger markanten Beeinträchtigungen in familiären, persönlichen und beruflichen Funktionsbereichen verbunden. Viele Patienten fühlen sich durch die körperlichen Beschwerden in ihren zwischenmenschlichen Beziehungen (z. B. durch sozialen Rückzug oder Nichtteilnahme an gemeinsamen Aktivitäten) oder in ihren beruflichen Leistungen (z. B. durch häufige Fehlzeiten) beeinträchtigt. Oftmals sind damit auch Frustrationen über schlechtes berufliches Fortkommen oder ein Abbau des Selbstwertgefühls verbunden. Die Exploration dieser Bereiche ist für die Therapieplanung von großer Bedeutung. Ähnlich der Behandlung chronischer Schmerzustände kann als Unterziel für die Behandlung formuliert werden, diese psychosozialen Beeinträchtigungen in ihrem Ausmaß zu reduzieren.

Auch fühlen sich viele Patienten dadurch mißverstanden, daß ihre eigenen Bewältigungsversuche zu wenig gewürdigt werden. Im Sinne eines resourcenorientierten Vorgehens bietet es sich an, auf die aktiven Bewältigungsversuche des Patienten einzugehen, seinen positiven Veränderungswillen hervorzuheben und damit auch die Bereitschaft für weitere Bewältigungsversuche zu schaffen.

Auch eigene Bewältigungsversuche berücksichtigen

4.1.5 Klärung weiterer Rahmenbedingungen

Es ist bereits darauf hingewiesen worden, daß mit den Patienten die Rahmenbedingungen der psychotherapeutischen Behandlung geklärt werden sollen. Vielen Betroffenen fällt es schwer, an einer Psychotherapie teilzunehmen, da diffuse Vorstellungen vorliegen (Psychotherapie geht endlos; Psychotherapie macht vom Psychotherapeuten abhängig; Psychotherapie bringt eh nichts und hält mich davon ab, nach sinnvollen Lösungen zu suchen, u. a. m.). Eine Festlegung bezüglich des zeitlichen Umfangs kann verhindern, daß solche Einstellungen zu großes Gewicht bekommen.

Rahmenbedingungen der Psychotherapie klären

Die Kooperation mit der organmedizinischen Behandlung sollte ebenfalls zu den Punkten gehören, die in dieser Phase geklärt werden müssen. Im ungünstigsten Fall geht der Patient bei Verschlechterung des subjektiven Wohlbefindens zum Organmediziner, dieser unterstützt eine organische Sichtweise der Symptomentstehung und der Therapeut erfährt nichts von diesen Arztbesuchen. Zur Vermeidung solcher Konstellationen sollte der Therapeut dieses Thema offensiv angehen und aktiv die Koordination mit dem Organmediziner suchen. Stehen hypochondrische Ängste im Vordergrund, kann es sinnvoll sein, für eine befristete Zeit einen Verzicht auf Arztbesuche zu vereinbaren. In anderen Fällen ist das Krankheitsverhalten unter Umständen in einem solchen Maße chronifiziert, daß Patienten überhaupt nicht auf Arztbesuche verzichten können. In diesem Fall sollte mit dem Organmediziner ein festes Zeitschema vereinbart werden, nach dem der Patient sich beim Arzt vorstellt (z. B. alle drei bis vier Wochen). Arzttermine zwischen diesen Zeitpunkten sollten vermieden werden, so daß der Arztbesuch zeitkontingent und nicht mehr symptomkontingent erfolgt. Dadurch wird das Krankheitsverhalten „Arztbesuch" weniger verstärkt, da es mit einer geringeren Angstreduktion einhergeht, und es werden beim Betroffenen bereits Selbstbewältigungsversuche gefördert.

Behandlung mit Organmedizin koordinieren

Patienten sollten auch immer wieder ermuntert werden, Kritik an der Behandlung sowie Befürchtungen offen anzusprechen. Der Therapeut sollte sich durch Bereitschaft zur Selbstkritik sowie durch Offenheit auszeichnen.

4.1.6 Informationen zur Verhaltens- und Bedingungsanalyse

Folgende Informationen erscheinen wichtig, um eine genaue Verhaltens- und Bedingungsanalyse zu erstellen (siehe Anhang „Beispiel für ein Bedingungsmodell"):

Schonverhalten ist häufig

Verhaltenskomponenten: Auf Verhaltensebene finden wir zum einen gehäuft die Merkmale chronischen Krankheitsverhaltens (häufige Arztbesuche, häufige Arztwechsel, stationäre Behandlungen, Medikamenteneinnahme, Bedürfnis nach medizinischen Untersuchungen). Unter der Annahme, an einer körperlichen Erkrankung zu leiden, neigen die meisten Patienten dazu, ihren Körper zu schonen, um den Krankheitsprozeß nicht zu beschleunigen. Dies kann oftmals zu einem reduzierten körperlichen Trainingszustand führen, der wiederum ursächlich an der Entstehung körperlicher Mißempfindungen beteiligt sein kann.

Suche nach Rückversicherung hält Ängste aufrecht

Gerade beim Vorliegen hypochondrischer Ängste wird oftmals ein ausgeprägtes Bedürfnis nach Rückversicherung über die Unbedenklichkeit der Beschwerden deutlich. Nicht nur Ärzte, sondern auch Familienangehörige, Bekannte und Psychotherapeuten werden von Patienten dazu benutzt, Rückversicherung zu geben, daß ihre körperlichen Beschwerden nicht Ausdruck einer schweren körperlichen Erkrankung sind. Der Umgang mit Informationen über den Körper und ärztliche Interventionen kann sowohl durch ein „Zuviel" als auch durch ein „Zuwenig" zur Aufrechterhaltung des Störungsbildes beitragen. Eine Untergruppe der Betroffenen vermeidet jegliche Information, geht nicht in Krankenhäuser oder schaltet beim Fernsehen um, wenn körperliche Krankheiten dargestellt werden, da sie anschließend im Falle der Konfrontation ähnliche Symptome bei sich befürchten und sich danach nur schwer beruhigen können. Demgegenüber versuchen andere Patienten aus dieser Störungsgruppe, exzessiv medizinische Informationen zu erhalten, ohne dadurch die Beruhigung zu bekommen, die sie sich erhoffen.

Bei einer Untergruppe der Personen mit Hypochondrie liegt oftmals auch ein Kontrollverhalten am eigenen Körper vor („checking behavior"). Vermeintlich von Hautkrebs befallene Hautteile werden wiederholt abgetastet, bei einem vermuteten Kehlkopfkarzinom werden Schluckübungen zur Überprüfung der Funktionsfähigkeit durchgeführt, mit der Zunge wird der gesamte Mundraum abgetastet, die weibliche Brust wird mit einer solchen Intensitität auf Knoten untersucht, bis externe Rötungen auftreten, u. a.

Kognitive Komponente: Wie bereits dargestellt, haben Barsky et al. (1993) bei hypochondrischen Personen nachgewiesen, daß diese ein zu eng definiertes Konzept von „Gesundheit" haben. Viele Somatisierungspatienten definieren Gesundsein als Freisein von körperlichen Mißempfindungen. Als einzige Ursache für körperliche Beschwerden kommen nur körperliche Krankheiten in Frage. Zur Abklärung dieser Aspekte ist es hilfreich, Patienten eine Zusammenfassung (z. B. als Hausaufgabe) ihres Verständnisses von „Was bedeutet für mich gesund sein?" machen zu lassen. Auch kann gefragt werden, welche Gedanken bei der Wahrnehmung einzelner Körperempfindungen den Patienten als erstes in den Sinn kommen. Auf psychometrischer Ebene kann zur Unterstützung der Exploration kognitiver Komponenten der Fragebogen zu Körper und Gesundheit (Hiller et al., 1997) eingesetzt werden.

Vorstellung von „Gesundsein" klären

Oftmals können Patienten auch den Prozeß der Aufmerksamkeitsfokussierung auf die körperlichen Beschwerden gut beschreiben. Sie erkennen, daß sich ihr Denken auf die Bewertung körperlicher Mißempfindungen konzentriert. Das Selbstbild der Patienten ist in der Regel durch eine geringe körperliche Belastbarkeit und geringe Streßtoleranz gekennzeichnet.

Physiologische Komponenten: Neben den körperlichen Beschwerden können auf physiologischer Ebene Dysfunktionen zur Entstehung und Aufrechterhaltung der Symptome beitragen. Über Beschwerderegionen finden sich gehäuft muskuläre Verspannungen. Bei vielen Patienten findet sich ein allgemein erhöhtes Anspannungsniveau. Auch die Atmungsfrequenz und Atmungstiefe kann verändert sein. Gerade bei Personen mit Bauch- und Unterbauchbeschwerden findet sich häufig ein flaches Atmungsmuster, um körperliche Mißempfindungen im Unterbauch nicht unnötig zu provozieren. Andererseits kann dadurch eine erhöhte Verspannung des Unterbauchs gefördert und Atmungsmuster, die mit Entspannung einhergehen, verhindert werden.

Muskuläre Verspannungen sind häufig

Bei manchen Patienten können körperliche Vorerkrankungen dazu beigetragen haben, daß sich die Körperwahrnehmung so verändert hat, daß diese Erkrankungen als prädisponierende Faktoren für die Entwicklung somatoformer Störungen gesehen werden müssen. So finden sich Fälle, in denen ein Mamma-Karzinom erfolgreich entfernt wurde, jedoch wenige Monate später massive Krebsängste auftraten, die über Jahre anhielten („sekundäre Hypochondrie"). Auch andere gravierende körperliche Eingriffen, die mit starken körperlichen Mißempfindungen einhergehen, können dazu beitragen, daß körperliche Mißempfindungen generalisieren.

Verstärkungsbedingungen: In der Regel kann nicht davon ausgegangen werden, daß sich Patienten diese Störung freiwillig „aussuchen", um dadurch bestimmte Vorteile zu haben. Das Konzept des „sekundären Krankheitsgewinns" ist sicherlich oftmals eher Ausdruck der Hilflosigkeit des Therapeuten gewesen, so daß manchen Patienten damit Unrecht getan wurde. Dennoch gibt es Verstärkungsbedingungen, die eine erfolgreiche Behandlung erschweren. Deshalb sollte der Therapeut Informationen darüber haben, wie wichtige Bezugspersonen auf die Beschwerden des Patienten reagieren. Unterstützt die Familie das Krankheitsverhalten, indem sie

Wer verstärkt Krankheitsverhalten des Patienten

dem Patienten immer wieder neue Zeitungsberichte über Behandlungsmöglichkeiten vorlegt? Drängt der Arbeitgeber darauf, daß der Patient sich doch mal richtig ordentlich untersuchen lassen soll? Kann sich der Patient durch die Symptomatik von unangenehmen Verpflichtungen befreien? Besteht ein Wunsch auf Berentung oder gar ein laufendes Rentenverfahren? Wer trägt sonst noch zur Reduktion von Ängsten bei, die beim Patienten im Rahmen der Beschwerden auftreten? Haben sich verschiedene Personen bereits vom Patienten abgewandt oder reagieren überreizt auf ihn?

„Vorbilder" für Krankheitsverhalten: Wie bereits beschrieben, haben Patienten mit somatoformen Störungen Kindheit und Jugend häufig in Familien verbracht, in denen ein Familienangehöriger krank war. Solche und ähnliche Modelle für das Kranksein sollten exploriert werden. Daneben trugen auch oftmals Krankheitsfälle im Bekanntenkreis dazu bei, daß eigene Krankheitsängste aufgebaut wurden und körperliche Mißempfindungen entstanden. Schließlich können auch eigene Phasen mit körperlichen Erkrankungen dazu geführt haben, daß dysfunktionale Einstellungen und Verhaltensweisen bei Krankheiten entwickelt wurden.

4.1.7 Definition von Zielen und Aufbau von Veränderungsmotivation

Hierarchische und multidimensionale Zieldefinition wichtig

Viele Patienten kommen mit unklaren oder unrealistischen Zielsetzungen, die zum einen überhöht sein können (möglichst umgehendes Verschwinden aller Beschwerden), zum anderen jedoch auch durch Resignation geprägt sein können („es ändert sich ja doch nichts"). Aus diesem Grund soll der Zieldefinition ausreichend Zeit gewidmet werden. So kann zum einen das Hauptziel „die Beschwerden sollen verschwinden" als langfristig durchaus sinnvolles Ziel aufgegriffen werden, das jedoch kurzfristig in bestimmte

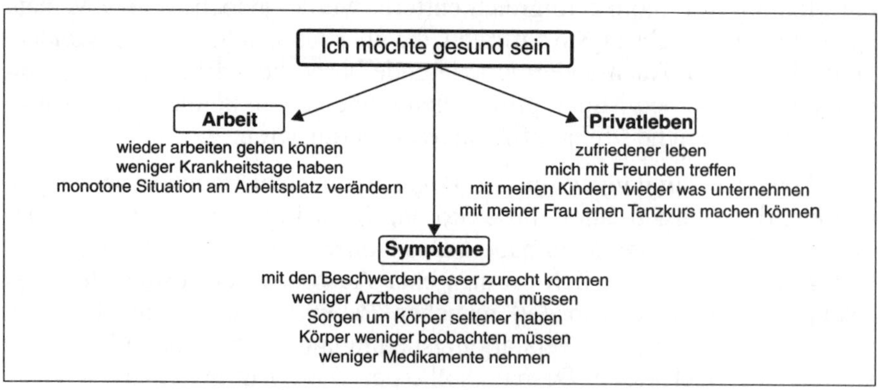

Abbildung 6:
Zieldefinition auf verschiedenen Ebenen

Unterziele zerlegt werden sollte (z. B. neue Erklärungsmöglichkeiten für die Beschwerden finden, Einflußmöglichkeiten auf die Beschwerden finden). Neben dieser Erstellung einer Zielhierarchie bezüglich der Kernsymptomatik „körperliche Beschwerden" muß der Blick entsprechend der gewonnenen Informationen zur subjektiven Beeinträchtigung jedoch auch ausgeweitet werden auf andere Lebensbereiche. Abbildung 6 gibt ein Beispiel für eine solche Unterteilung.

Therapeut: Was meinen Sie, welche Ziele sollten wir mit der Behandlung verfolgen?
Patient: Eigentlich habe ich erwartet, daß mir jemand hilft, daß die Beschwerden endlich weggehen.
Therapeut: Das ist sicherlich nur allzu verständlich. Andererseits haben Sie die Beschwerden nun schon nach Ihren Angaben seit neun Jahren, so daß wir wohl kaum hoffen können, daß die Beschwerden innerhalb weniger Tage vergehen. Wenn wir das Ziel „Beschwerden verringern" als ein langfristiges Ziel verfolgen, was könnten kurzfristig Schritte sein, die sie diesem Ziel näherbringen?
Patient: Also erst einmal wäre es für mich eine große Hilfe, zu verstehen, wie es überhaupt zu solchen Beschwerden kommt.
Therapeut: Dies würde bedeuten, daß wir als ein Zwischenziel weitere Einflußmöglichkeiten und Erklärungsmöglichkeiten für die Beschwerden finden sollten.
Patient: Ja, genau.
Therapeut: Ein besonderes Augenmerk sollten wir sicherlich auf jene Bereiche legen, die Sie selbst auch beeinflussen können. Deshalb könnte es sinnvoll sein, verschiedene Möglichkeiten zu testen, ob und wie Sie Ihre Beschwerden selbst beeinflussen könnten.
Patient: Da habe ich wenig Hoffnung, ich habe doch schon alles mögliche probiert.
Therapeut: Es ist richtig, Sie haben wirklich schon viel probiert. Ich denke, daß es uns auch im weiteren Verlauf eine große Hilfe sein wird, wenn Sie selbst aktiv immer wieder versuchen, besser mit den Beschwerden zurechtzukommen. Ihre bisherigen Versuche und Erfahrungen werden uns von Nutzen sein, zu überprüfen, welche weiteren Möglichkeiten es noch geben kann, direkt auf die Beschwerden einzuwirken. Deshalb würde ich vorschlagen, daß wir trotz und gerade wegen Ihrer bisherigen Versuche dies weiterhin als Ziel verfolgen, direkt die Beschwerden zumindest etwas in ihrer Intensität verringern zu können. Sind Sie damit einverstanden?
Patient: Ja.
Therapeut: Sie hatten auch berichtet, daß Sie durch die Beschwerden zahlreiche Unannehmlichkeiten auf sich nehmen mußten. So berichteten Sie, viel Zeit in Wartezimmern von Arztpraxen zugebracht zu haben. Es wäre sicherlich angenehmer für Sie gewesen, diese Zeit anders nutzen zu können.

Patient: Ja, das können Sie mir glauben.
Therapeut: Insofern kann es ja ein weiteres Ziel sein, die Zeit in Arztpraxen sowie die Anzahl der Arztbesuche zu verringern, um damit mehr Zeit für sich selbst und für schönere Dinge des Lebens zu haben. Was halten Sie davon, wenn wir dies deshalb ebenfalls als Ziel mitaufnehmen?
Patient: Ja, das wäre gut.
Therapeut: Welche weiteren Folgen der Beschwerden wären wichtig, im Rahmen der Therapie zu verringern oder zu entschärfen?

(Nachdem der Therapeut aktiv ein erstes Beispiel für eine Zieldefinition erarbeitet hat, tritt er nun mehr in den Hintergrund und versucht durch Rückfragen, den Patienten zur Erarbeitung weiterer Unterziele zu stimulieren.)

Positive Folgen einer Besserung vergegenwärtigen

Mit der Zielanalyse kann auch oftmals ein Motivationsaufbau einhergehen. Viele Patienten definieren die Ziele negativ im Sinne von „es soll etwas weggehen". Demgegenüber kann Motivation dadurch erhöht werden, daß vermittelt wird, daß auch etwas dazu gewonnen wird. Aus diesem Grund kann eine Gesprächssequenz oder auch eine Hausaufgabe dazu verwendet werden, Patienten zusammenstellen zu lassen, welche positiven Konsequenzen eine erfolgreiche Behandlung für sie haben könnte. Gerade durch die oftmals langjährigen Chronifizierungsphasen ist ein positives Bild von Gesundsein bei vielen verlorengegangen.

4.1.8 Umattribution von einem organmedizinischen zu einem psychophysiologischen Störungsmodell

„Der Patient ist noch nicht bereit zur Psychotherapie." – Mit solchen und ähnlichen Aussagen wurde früher oftmals von Psychotherapeuten kritisiert, daß Patienten mit somatoformer Symptomatik „organisch fixiert" seien und deshalb nicht an einer Psychotherapie teilnehmen könnten. Beim heutigen Wissensstand sollte ein solches Therapieverständnis der Vergangenheit angehören. Die Entwicklung eines psychophysiologischen Verständnisses beim Patienten kann nicht Voraussetzung für die Therapie sein, sondern stellt vielmehr einen wesentlichen Inhalt der Behandlung dar. Sind in den zuvor beschriebenen Schritten die Grundlagen für eine Zusammenarbeit geschaffen, so wird in der Regel nun das Ziel aufgegriffen, Einflußmöglichkeiten auf die Symptomwahrnehmung sowie neue Erklärungsmöglichkeiten für die Beschwerden zu erarbeiten. Dafür stehen verschiedene Möglichkeiten zur Verfügung, von denen einige nachfolgend exemplarisch aufgeführt werden.

- *Informationen vermitteln*

Wenn Psychotherapie auch nicht aus „Frontalunterricht" bestehen soll, so ist die Vermittlung von Informationen doch eine grundlegende Technik, die hilfreich sein kann. Bei der Erarbeitung neuer Krankheitsmodelle mit den Patienten ist darauf zu achten, daß nicht nur die psychologischen Einflußbedingungen, sondern auch physiologische Folgeprozesse aufgegriffen werden. Beispiele hierfür sind:

a) Bei emotionaler Belastung kommt es zu einer verstärkten Aktivität des sympathischen Nervensystems; dem Patienten kann ein kurzer Überblick über die Aufbaustruktur des Gehirns, des Rückenmarks und des peripheren Nervensystems sowie über die motorischen, sensiblen und vegetativen Funktionen gegeben werden; daran wird verdeutlicht, daß durch die Erregung des sympathischen Nervensystems eine Art „Alarmbereitschaft" unter Beteiligung von unterschiedlichen Organen ausgelöst wird und eine Vielzahl von körperlichen Veränderungen wie Herzrhythmusstörungen, Zittrigkeit oder Schwitzen auftreten können.

Körperliche Komponente der Emotionen darstellen

b) Bei Schmerzbeschwerden können Informationen über die unterschiedlichen Mechanismen der Schmerzentstehung und -verarbeitung gegeben werden (z. B. periphere Schädigungen, Weiterleitung der Impulse im Rückenmark unter Berücksichtigung des „Gate-Controll"-Modells und Schmerzwahrnehmung im Gehirn); auch kann beispielsweise erläutert werden, wie durch Muskelverspannungen im HWS-Bereich die blutversorgenden Gefäße des Kopfes eingeengt und somit über die verminderte Sauerstoffzufuhr, die Ansammlung von Schlackstoffen und die daraus resultierende schmerzhafte Dehnung von Blutgefäßen Kopfschmerzen entstehen können.

Muskelverspannungen verstärken Schmerzen

c) Bei kardiovaskulären Symptomen spielt häufig die Hyperventilation eine Rolle, die mit einem übermäßigen Abatmen von Kohlensäure und einer Alkalisierung (Veränderung des pH-Wertes) im Blut verbunden ist; es kann aufgrund dessen zu einem verminderten Blutfluß, zu nervöser Überreizbarkeit oder zu mechanischen Beeinträchtigungen mit abnormen Brustdeckenbewegungen (Brustschmerzen, Herzrhythmusstörungen, Schwindel, Ohnmachtsgefühle, Sensibilitätsstörungen, Atemnot, Gähnen, Mundtrockenheit, Konzentrationsstörungen, Vergeßlichkeit, Schwächegefühl) kommen. Ähnlich wie bei der Behandlung der Panikstörung kann Patienten durch den Hyperventilationstest verdeutlicht werden, wie durch Veränderung von Verhaltensmustern körperliche Beschwerden entstehen können.

- *Retrospektive Erfassung situativer Einflüsse*

Viele Patienten haben in der Vergangenheit trotz eines eher organmedizinischen Verständnisses genau beobachtet, wie sich die Beschwerden entwikkeln und welche Einflußfaktoren dahinterstehen. Hilfsfragen zur Exploration situativer Einflüsse auf die Beschwerden können sein:

– Wenn in den vergangenen Monaten Ihre Stimmung mal eher gedrückt war, konnten Sie die Beschwerden dann besser oder schlechter aushalten?

Somatoforme Beschwerden variieren häufig

– Wenn Sie durch einen interessanten Film abgelenkt waren, wie wirkte sich das auf die Beschwerdenintensität aus?
– Wenn die Beschwerden da sind und Ihnen eher langweilig ist, empfinden Sie die Beschwerden dann stärker oder schwächer als bei Ablenkung?

Die durch solche Fragen gewonnenen Informationen sollten nicht als Widerlegung einer organischen Sichtweise vom Therapeuten aufgegriffen werden, sondern als zusätzliche Einflußfaktoren betont werden. Beispiel für eine entsprechende Formulierung wäre: „Berücksichtigen wir diese Informationen, so scheint es ja, als ob es noch weitere Einflußbedingungen auf Ihr körperliches Wohlbefinden gibt außer den Veränderungen, die in Ihrem Körper selbst auftreten. Würden Sie dem zustimmen?“

- *Selbstbeobachtungsbögen*

Am Anfang Zeitfenster der Selbstbeobachtung klein halten

Das aktuell Erlebte hat in der Regel einen höheren Evidenzgrad als aus dem Gedächtnis mühsam abgerufene frühere Erfahrungen. Deshalb ist es in vielen Fällen sinnvoll, den Zusammenhang zwischen externalen Einflüssen und körperlichem Wohlbefinden durch Selbstbeobachtungsbögen darzustellen. Gerade während der Diagnostikphase ist es hilfreich, das Zeitfenster der Selbstbeobachtung sehr klein zu halten (z. B. Stundenprotokolle oder Herausgreifen bestimmter positiver und negativer Situationen pro Tag). Im fortgeschritteneren Stadium genügt es oftmals, nur ein allgemeines Rating für jeden Tag auf verschiedenen Variablen vorzunehmen. Dadurch können eher globalere Veränderungen und Zusammenhänge demonstriert werden, jedoch können solche Bogen auch sehr gut zur Therapieevaluation eingesetzt werden (Beispiele für Selbstbeobachtungsbögen s. Rief et al., 1997).

Bei der Auswertung von Selbstbeobachtungsbögen wird der Therapeut in der Regel durch gezielte Fragen ein „geführtes Entdecken“ anstreben. Durch das gezielte Herausgreifen bestimmter Situationen und die Nachfrage „Was meinen Sie, ist das Gemeinsame dieser Situationen?“ wird das Erkennen von Regeln unterstützt. Typischerweise kommt dann die Nachfrage, daß in dieser oder jener Situation jedoch die antezedenten Situationsmerkmale anders gewesen seien. Eine kleine Argumentationshilfe zum Umgang mit diesem Thema kann der nachfolgende Text sein:

Therapeut: Sie hatten mir beschrieben, daß die Beschwerden für Sie völlig unerklärlich seien und auch bisher bei medizinischen Untersuchungen keinerlei Erklärung hierfür gefunden werden konnte. Man kann also sagen, daß die Beschwerden bisher zu 0 % erklärt werden. Ziel dieser und der folgenden Sitzungen sollte nicht sein, die Beschwerden zu 100 % zu erklären. Das wäre zwar schön, erscheint jedoch als Ziel zu hoch gesteckt. Es wäre ja wohl schon ein schöner Erfolg, wenn wenigstens 10 oder 20 oder gar 30 % der Beschwerden in ihren Zusammenhängen verständlicher würden. Erst wenn wir dieses Zwischenziel erreicht haben, sollten wir nach weiteren Erklärungsmöglichkeiten suchen, um 40, 50 oder 70 % der Symptome besser verstehen zu können."

- *Wahrnehmungsprozesse und Aufmerksamkeitsfokussierung*

Konzentration auf Empfindungen verstärkt diese

Bei vielen Patienten ist es hilfreich, deutlich zu machen, wie durch Wahrnehmungslenkung die Beschwerden entweder intensiver oder weniger intensiv wahrgenommen werden. Oftmals sind die Patienten für einen solchen Zugang durchaus bereit, da ihnen das Problem der Wahrnehmungsfokussierung auf körperliche Mißempfindungen bekannt ist und nach kurzer Exploration schon formuliert werden kann. An anderer Stelle (Rief & Hiller, 1992) wurde bereits ein Beispiel zur Demonstration des Effektes der Aufmerksamkeitslenkung beschrieben (s. Kasten und S. 56). Nachfolgend ist ein weiteres Beispiel zum Zusammenhang zwischen Wahrnehmungsfokussierung und Intensitätseinschätzung aufgeführt:

Therapeut: Lassen Sie mich das zuletzt Gesagte zusammenfassen. Die Beschwerden sind für Sie nicht zuletzt deshalb sehr wichtig geworden, weil Sie keine adäquate Erklärung finden konnten und Sie gleichzeitig befürchteten, durch die Beschwerden Schwierigkeiten am Arbeitsplatz zu bekommen. Können Sie sich vorstellen, daß sich die Beschwerden dadurch zusätzlich veränderten, daß sie für Sie eine besondere Bedeutung bekamen?
Patient: Ich weiß nicht.
Therapeut: Lassen Sie mich an einem Beispiel aus Ihrem Leben verdeutlichen, auf was ich raus möchte. Fahren Sie zur Zeit ein Auto?
Patient: Ja, einen roten Modell X.
Therapeut: Darf ich Sie fragen, wann Sie Ihr Auto Modell X gekauft haben?
Patient: Ja, das war genau vor zwei Jahren.
Therapeut: Können Sie sich noch erinnern, wie es vor vier Jahren war? Ist Ihnen dieses Auto vor vier Jahren auch schon aufgefallen?
Patient: Nein.
Therapeut: Dachten Sie vor vier Jahren, daß dieses Auto eher seltener oder eher häufiger verkauft wird?
Patient: Damals ist mir das Auto noch gar nicht aufgefallen. Ich dachte also, daß dieses Auto kaum jemand fährt.
Therapeut: Und wie war das vor zwei Jahren? Also zu der Zeit, als Sie sich das Auto gerade gekauft hatten? Ist Ihnen das Auto dann häufiger oder seltener aufgefallen als vor vier Jahren?
Patient: Da sprechen Sie was Witziges an. Als ich mir das Auto gekauft hatte, hatte ich plötzlich den Eindruck, daß überall solche Autos herumfahren. Plötzlich sind die mir ganz häufig im Straßenverkehr aufgefallen.
Therapeut: Das ist interessant, nicht wahr? Wenn Dinge für uns eine besondere Bedeutung bekommen, scheinen wir sie wohl in ihrer Häufigkeit oder Intensität anders einzuschätzen. Lassen Sie uns überlegen, was dies für Ihre körperlichen Beschwerden bedeuten könnte. Sie hatten zuvor beschrie-

ben, daß Ihre körperlichen Beschwerden für Sie eine besondere Bedeutung erhalten haben, da sie so unerklärlich waren und Sie auch Ihren Arbeitsplatz bedroht sahen. Was meinen Sie, welchen Einfluß könnte so etwas haben im Vergleich zu jemand mit ähnlichen körperlichen Beschwerden, der sie sich jedoch erklären kann und bei dem die Existenz nicht dadurch bedroht ist?

(Der Patient sieht die Parallele zu vorgenanntem Beispiel.)

Demonstrationsbeispiel: Gelenkte Aufmerksamkeit

(*Anmerkung:* Der Instruktionstext sollte nach jedem Satz durch eine Pause unterbrochen werden)

Nehmen Sie nun bitte diesen Gegenstand (z. B. Buch) in die Hand und strecken Sie die Hand waagrecht aus. Halten Sie die Hand im weiteren Verlauf immer gestreckt. Versuchen Sie nun, die Augen zu schließen. Konzentrieren Sie sich auf das Gewicht dieses Gegenstandes. Achten Sie darauf, wie schwer dieser Gegenstand in Ihrer Hand liegt. Beachten Sie auch, wieviel Kraft es kostet, Ihre Hand mit diesem Gegenstand gestreckt zu lassen. Vielleicht spüren Sie auch, wie schwer Ihre Hand nach unten zieht, wie schwer das Gewicht des Gegenstandes lastet. Versuchen Sie in Gedanken einzuschätzen, wieviel Sekunden oder Minuten Sie die Hand wohl noch so halten können (längere Pause).

Lenken Sie nun Ihre Aufmerksamkeit auf eine schöne Erinnerung, zum Beispiel Urlaub am Meer. Stellen Sie sich vor, wie Sie am Strand lagen. Die Sonne schien Ihnen auf die Haut und wärmte Sie. Hell leuchtete der Sand und auf den Meereswellen konnte man glitzerndes Licht erkennen. Ein leichter, warmer Wind streicht über Ihre Haut. Sie hören Vögel singen, die auf benachbarten Palmen sitzen.

Überlegen Sie nun, wie lange Sie das Buch in Ihrer Hand wohl noch halten könnten, wenn Sie sich dieses Urlaubsbild weiter vorstellen. Öffnen Sie dann wieder die Augen ...

(*Anmerkung:* Während der Ablenkungsphase sollten möglichst viel Sinneskanäle und Eindrücke angesprochen werden.)

- Vorstellungen beeinflussen körperliche Funktionen

Bei manchen Patienten gewinnt der Therapeut den Eindruck, daß ihre körperlichen Beschwerden in engem Zusammenhang stehen zu Grübeleien, negativen Erinnerungen oder ähnlichem. Neben solchen Bildern haben viele Patienten auch konkrete bildliche Vorstellungen über das Krankheitsgeschehen (z. B.: „Ich sehe dann richtig vor mir, wie sich der Krebs im Bauch ausbreitet und die anderen Organe zerstört.“). Für Patienten ist trotzdem die Frage offen, wie sich solche negativen Vorstellungsinhalte auf körperliche

Prozesse auswirken. Ein gutes Beispiel zur Veranschaulichung dieses Zusammenhangs ist die „Zitronen-Übung". Der Patient wird instruiert, sich vorzustellen, wie er langsam eine Zitronenscheibe dem Mund zuführt und dann in das saftige Fruchtfleisch der Zitrone beißt, so daß sich der Zitronensaft im Mund ergießt. Wird diese Vorstellung etwas ausgemalt, so führt sie bei den meisten Menschen zu erhöhtem Speichelfluß im Mund oder zu Schluckbedürfnis (außer bei Personen, die regelmäßig in der Realität in Zitronenscheiben beißen). Durch solche und ähnliche Übungen kann demonstriert werden, daß gedankliche Vorstellungen sich intensiv auf Körperfunktionen auswirken können. Solche Vorstellungen können auch Erinnerungen, Träume, Gesprächsinhalte und ähnliches sein.

Der Körper reagiert auf Vorstellungen

- *Biofeedback zur Demonstration psychophysiologischer Zusammenhänge*

Biofeedback wurde früher oftmals als hoch automatisiertes, rein computergesteuertes Verfahren mißverstanden. Demgegenüber ergeben sich zahlreiche weitere Einsatzmöglichkeiten, wenn psychophysiologische Zusammenhänge an entsprechender Stelle in der Interaktion Therapeut-Patient eingebaut werden und flexibel der individuellen Problemkonstellation angepaßt werden. Im nachfolgenden Kasten sind entsprechende Beispiele aufgeführt, wie Biofeedback nach einem solchen erweiterten Verständnis aufgefaßt werden kann.

Biofeedback – nicht nur zum Training, sondern auch zur Reattribution

Biofeedback – Eine Hilfe zur Verdeutlichung psychophysiologischer Zusammenhänge

Gerade bei Personen mit somatoformen Störungen wird man in den ersten Biofeedback-Sitzungen daran arbeiten, Zusammenhänge zwischen externalen Einflüssen, kognitiven Prozessen und körperlichen Reaktionen zu demonstrieren. Dazu wird am sinnvollsten beim Patienten eine Mehrkanalableitung (z.B. Stirnmuskel-Spannung, Herzrate, Hautleitfähigkeit, Hauttemperatur, periphere Durchblutung, Atmungsfrequenz) vorgenommen, um die besonders reagiblen Körpersysteme zu definieren. Nach Möglichkeit sollten auch „symptomnahe" Parameter verwendet werden (z.B. Nackenmuskulatur-EMG bei Schulter-Nacken-Schmerzen). Anschließend empfiehlt es sich, auf zwei bis drei physiologische Parameter zu fokussieren, um den Patienten nicht mit den visuellen Informationen der Computerrückmeldung zu überfordern. Während diese Parameter abgeleitet werden, werden verschiedene Provokationstests durchgeführt (z.B. Patient soll Kopfrechnen [mentale Belastung], Patient soll entspannen, Vorstellung einer belastenden emotionalen Situation, Vorwarnung des Patienten, daß er in 30 Sekunden vor der laufenden Videokamera laut ein Lied singen soll, das anschließend einer größeren Menschengruppe vorgespielt wird [sozialer Stressor]).

Begleitend werden auf dem Bildschirm die Aktivierungskurven der einzelnen physiologischen Signale dargestellt. Durch solche Provokationstests gelingt es in der Regel, zu demonstrieren, wie Körperfunktionen und -prozesse durch äußere sowie durch mentale Einflüsse beeinflußbar sind. Patienten erkennen auf dem Bildschirm, wie bei mentaler Belastung die Stirnmuskulatur sich anspannt oder in Angstsituationen sich das Atmungsmuster verändert und die Hautleitfähigkeit ansteigt. Daraus läßt sich das Therapieziel ableiten, den Einfluß solcher äußerer Bedingungen zu reduzieren, z. B. durch Entspannungsverfahren. Viele Patienten wären vor solchen Demonstrationen nicht bereit oder nur gering motiviert, ein Entspannungsverfahren zu erlernen, um ihre somatoforme Symptomatik zu beeinflussen. Durch solche Sitzungen ist es jedoch möglich, zum Erlernen von Entspannungsverfahren eine entsprechende Bereitschaft zu schaffen.

Neben dem Einsatz als Methode zur Reattribution kann Biofeedback bei Somatisierungspatienten jedoch auch als Hilfe eingesetzt werden, um auffällige physiologische Vorgänge wieder zu normalisieren. So finden sich z. B. bei Personen mit Unterbauchbeschwerden gehäuft veränderte Atmungsmuster. Es wird nicht mehr „in den Bauch" geatmet, um im Unterbauch keine Mißempfindungen zu erzeugen. Dieses Atmungsmuster kann jedoch negativ dazu beitragen, daß Verspannungen nicht gelöst werden und damit die Beschwerden erhalten bleiben.

(Weitere Informationen s. Rief et al., 1995; Schwarz et al., 1995)

4.1.9 Der Einsatz von Entspannungsverfahren und weiteren Coping-Strategien

Entspannung wichtige Therapiemethode

Entspannungsverfahren zählen zu den Basisinterventionen bei somatoformen Störungen, da sie zum einen dazu dienen, Zusammenhänge zwischen körperlichem Wohlbefinden und Entspannung darzustellen und damit eine Hilfe bei der Reattribution sind, zum anderen jedoch auch als „Coping-Strategie" wirken. Viele Patienten, vor allem mit chronifizierten somatoformen Störungen, weisen erhöhte psychophysiologische Aktivierungszustände auf (Rief et al., in press). In diesem Fall helfen Entspannungsverfahren, das Aktivierungsniveau zu senken, körperliche Mißempfindungen durch Verspannungen zu reduzieren und das subjektive Wohlbefinden zu verbessern. Oftmals tun sich Somatisierungspatienten jedoch schwer, Entspannungsverfahren zu erlernen. Diese Kritik gilt weniger für die Progressive Muskelentspannung als für das Autogene Training, so daß im Zweifelsfalle dem ersteren der Vorzug zu geben ist. Falls auch darüber keine ausreichende Entspannung erreicht werden kann, kann das Entspannungsverfahren durch den Einsatz von Biofeedback erleichtert werden (s. vorausgehendes Kapitel).

Ziele des Einsatzes von Entspannungsmethoden
a) Zur Demonstration, daß unter Entspannung aktuelle Beschwerden leichter ertragen werden können; b) zur Reduktion des allgemeinen Aktivierungsniveaus (möglichst mehrfach täglich üben; indiziert bei sehr angespannten Patienten); c) als Vorbereitung zum Einsatz als Copingstrategie (z. B. „Hausaufgabe": „Testen Sie den Effekt der Entspannungsmethode, wenn die Beschwerden das nächste Mal besonders stark sind"); d) als allgemeine Maßnahme, angenehmes Körpererleben zu produzieren, um die Bewertung des Körpers als „beschwerdenbeladen" zu relativieren.

Verschiedene Coping-strategien testen

In dieser Therapiephase sollten Patienten jedoch auch bereits motiviert werden, weitere Bewältigungsversuche zu testen. Dabei kann auch auf frühere Versuche der Patienten zurückgegriffen werden, die bereits Teilerfolge erbrachten. Oftmals haben Patienten eigene Bewältigungsstrategien aufgegeben, da diese nicht zu einem 100 %igen Erfolg führten. In diesem Fall ist es wichtig, Patienten zu motivieren, auch Bewältigungsversuche einzusetzen, die nur zu einer leichten Symptomverbesserung führen. Mögliche Copingstrategien, die von Patienten in ihrer Effektivität überprüft werden sollten, können sein: einen Spaziergang machen, jemanden anrufen, mit jemandem ins Kino gehen, u. a. (z. B. auch Liste positiver Aktivitäten).

Leiden Personen unter ausgeprägten hypochondrischen Ängsten, so ist der Verlauf des Störungsbildes oftmals von dramatischen Krisen gekennzeichnet. In diesen Krisen wünschen sie oftmals sofortige ärztliche Hilfe. Bei solchen Notfällen kann es hilfreich sein, mit Patienten eine Zeitspanne zu vereinbaren (z. B. eine halbe Stunde), für die die Entscheidung eines Arztbesuches hinausgeschoben werden soll. In dieser Zeitspanne sollen die Patienten eigene Bewältigungsversuche unternehmen, sich nach Ablauf wieder melden, so daß dann eine Entscheidung über das weitere Vorgehen getroffen werden kann.

4.1.10 Bedürfnis nach Rückversicherung

Bedeutung von Rückversicherung muß veranschaulicht werden

Wie bereits in der Arbeit von Salkovskis und Warwick (1986) dargestellt, ist das Suchen nach Rückversicherung über die Unbedenklichkeit von körperlichen Beschwerden ein zentrales Merkmal bei hypochondrischen Störungen. Wird diese Rückversicherung immer wieder gegeben, so wirkt sie zwar kurzfristig angstreduzierend, langfristig trägt sie jedoch zum Erhalt hypochondrischer Ängste bei. Dieser Zusammenhang muß Patienten vermittelt werden, bevor eine Veränderung des Verhaltensmusters eingeleitet werden soll.

Patient: Ich mache mir solche Sorgen, ob ich nicht doch eine schwere Krankheit habe. Sind Sie wirklich sicher, daß diese Bauchschmerzen kein Zeichen von Krebs sind?
Therapeut: Ich habe jetzt schon öfters beobachtet, daß Sie immer wieder andere Menschen fragen, die Sie dann beruhigen, daß Ihre Ängste wahrscheinlich unbegründet sind. Deshalb möchte ich mit Ihnen genau darüber konkreter sprechen, also über das Suchen nach Beruhigung und Rückversicherung, daß die Beschwerden keine Zeichen einer tödlichen Krankheit sind.
Patient: Ja, das stimmt, ich muß in solchen Situationen immer die anderen fragen.
Therapeut: Was bewirkt das denn, wenn Sie andere Personen fragen und diese Ihnen dann sagen, daß Sie bestimmt nicht Krebs haben?
Patient: So ein bißchen hilft mir das schon, ich bin dann schon etwas beruhigt.
Therapeut: Das heißt, kurzfristig hat dieses „Beruhigung-erfragen" einen positiven Effekt. Ihre Strategie erhält ihren Sinn also daraus, daß Sie kurzfristig erleichtert sind. Welche Folgen hat es denn langfristig, wenn Sie jemand beruhigt?
Patient: Na ja, es stimmt schon, daß es mir nur kurz hilft. Danach denke ich dann: „Woher will der denn wirklich wissen, daß es kein Krebs ist? Das kann er doch gar nicht genau wissen." Und dann sind die Sorgen schon wieder da.
Therapeut: Dies bedeutet, daß es kurzfristig schon eine Hilfe ist, sich von anderen beruhigen zu lassen, langfristig jedoch dadurch keine grundsätzliche Änderung erreicht wird.
Patient: (Nickt.)
Therapeut: Könnte es sein, daß es langfristig sogar einen negativen Effekt hat, dieses „Sich-von-anderen-beruhigen-lassen"?
Patient: Wie meinen Sie das?
Therapeut: Nun ja, es scheint ja auch zu verhindern, daß Sie eigene und vielleicht bessere Strategien erarbeiten, um langfristig besser mit diesen Befürchtungen zurechtzukommen.
Patient: Aber kurzfristig hilft es mir doch.
Therapeut: Ja genau, das stimmt und das glaube ich Ihnen auch. Ich denke, es ist ganz genau wie Sie sagen: Kurzfristig erscheint es als Hilfe. Langfristig hat es dazu geführt, daß Sie dies immer und immer wieder tun, ohne daß sich eine grundsätzliche Änderung ergeben hat. Deshalb ist meine Sorge, daß ich Ihnen gar keine Hilfestellung gebe, wenn ich Ihre Frage „Ist das wirklich nicht Krebs?" wirklich beantworte. Ich befürchte sogar, daß ich Sie mit der Beantwortung von solchen Fragen eher darin unterstütze, keine anderen, besseren Lösungsmöglichkeiten zu erarbeiten. Ich würde Sie jedoch gerne darin unterstützen, daß Sie selbst besser mit Ihren Sorgen zurechtkommen könnten, ohne diese Hilfe von anderen Personen zu benötigen.

Mit den Patienten sollte vereinbart werden, daß gerade diese Situationen, in denen ein besonderes Bedürfnis nach Rückversicherung besteht, genutzt werden sollen, um andere Bewältigungsmöglichkeiten auszuprobieren. Sie sollten ein Verständnis entwickelt haben, daß der Therapeut ihnen die Rückversicherung nicht aus Boswilligkeit verweigert, sondern um andere Prozesse zu unterstützen. Noch besser ist es, wenn es gelingt, den Patienten zu motivieren, auf das Einholen von Rückversicherung gänzlich zu verzichten.

4.1.11 Erarbeitung eines realistischen Gesundheitsbegriffs

Ein zu enges Verständnis von „gesund sein" trägt dazu bei, daß Patienten körperliche Mißempfindungen um so eher als Zeichen einer Erkrankung einschätzen. Deshalb sollte die Erarbeitung eines realistischen Gesundheitsbegriffs ein fester Bestandteil in der Behandlung von Personen mit somatoformen Störungen sein. Wie bereits erwähnt, kann dieses Ziel auch durch eine Hausaufgabe eingeleitet werden, bei der die Patienten aufschreiben sollen, was für sie Merkmale eines gesunden und funktionierenden Körpers sind. In aller Regel wird eine Einstellung im Sinne von „ein gesunder Körper macht keine körperlichen Mißempfindungen" in diesen Aufzeichnungen oder in den Formulierungen der Patienten erkennbar sein. Diese Annahme kann im Sinne der kognitiven Therapie hinterfragt werden (z. B. Sammeln von Pros und Kontras zu dieser Einstellung). Die kognitive Arbeit kann auch durch verschiedene Verhaltensexperimente unterstützt werden, in denen körperliche Mißempfindungen produziert werden, die jedoch nicht Ausdruck einer körperlichen Erkrankung sind. Beispiele für solche Übungen sind: Kniebeugen machen (Atemnot), Schwindel-Provokation durch schnelles Drehen, Hyperventilationstest, auf Druckgefühl beim Sitzen konzentrieren. Aus solchen Übungen sollte mit den Patienten das Ziel abgeleitet werden, sich möglichst viel mit körperlichen Mißempfindungen auseinanderzusetzen, um im Sinne von Expositionsübungen den Angstaspekt von körperlichen Mißempfindungen zu reduzieren und zu einer realistischen Bewertung von Körperempfindungen zurück zukehren.

Realistische Vorstellung von Gesundheit wichtiges Therapieziel

Verhaltensexperimente sind wichtige Hilfen

4.1.12 Reduktion von Kontrollverhaltensweisen

Gerade hypochondrische Patienten neigen dazu, bestimmte Körperteile immer wieder abzutasten, um zu überprüfen, ob das vermeintliche Krebsgeschwür weiter gewachsen ist oder ob sich neue Anhaltspunkte ergeben, die die Krebserkrankung bestätigen könnten. Ähnlich wie Zwangshandlun-

Kontrollverhalten zur Angstreduktion

gen führt auch dieses Verhalten zu einer kurzfristigen Angstreduktion und wird dadurch aufrechterhalten. Durch diese positive Konsequenz ist es für viele Betroffene schwierig, einer Aufforderung „Lassen Sie das Abtasten bestimmter Körperteile" zu folgen. Vielmehr muß zur Reduktion von solchen Kontrollverhaltensweisen („checking behavior") erst die motivationale Basis geschaffen werden. Dies kann oftmals dadurch erreicht werden, daß die Patienten nicht zur Durchführung von weniger Kontrollverhaltensweisen instruiert werden, sondern zur Durchführung von mehr! Am Beispiel eines Patienten mit Angst vor Kehlkopfkrebs sei dies verdeutlicht. Die Begründung seiner Krebsangst sieht der Patient in Mißempfindungen im Halsbereich. Auf diese reagiert er mit häufigem Schlucken, um zu überprüfen, ob die Schluckfunktion noch intakt ist. Dieser Patient wird angeleitet, innerhalb einer bestimmten Zeitspanne (z. B. zwei Minuten) so häufig wie nur irgend möglich zu schlucken. Durch solche Provokationstests kann deutlich gemacht werden, daß das „checking behavior" die Mißempfindungen eher erhöht und damit zu einer Steigerung der Ängste beiträgt. Erst danach würde mit den Patienten erarbeitet, wie sie auf Kontrollverhaltensweisen verzichten können und welche Alternativen existieren, um Handlungsimpulse bezüglich Kontrollverhalten zu bewältigen, ohne ihnen nachzugeben. Das genaue Vorgehen ist im nachfolgenden Kasten systematisiert dargestellt.

Folgen von Kontrollverhalten verdeutlichen

Therapieschritt: Kontrollverhalten abbauen

1. Kontrollverhalten herausarbeiten; Evaluation als Maßnahme, um kurzfristig sich zu beruhigen.
2. Eine Steigerung von Kontrollverhalten oder ähnlicher Verhaltensweisen provozieren (z. B. andere Körperteile mit ähnlicher Intensität abtasten).
3. Evaluation der Effekte der Steigerung von Kontrollverhalten als:
   - Erhöhung körperlicher Mißempfindungen,
   - nur kurzfristig im ersten Moment beruhigend, mittelfristig jedoch beunruhigend,
   - Maßnahme zur Erhöhung der gedanklichen Fixierung auf Körperprozesse.
4. Schlußfolgerung, daß es sinnvoll wäre, für eine bestimmte Zeit auf Kontrollverhalten zu verzichten.
5. Vereinbarung, für diese bestimmte Zeitspanne auf Kontrollverhaltensweisen zu verzichten. Falls dies nicht möglich ist, alternative Verhaltensweisen (z. B. Ablenkung oder ähnliches) bearbeiten.

4.1.13 Abbau von Schonverhalten

Unter der Annahme, unter einer körperlichen Erkrankung zu leiden, neigen viele Patienten mit somatoformen Störungen zu einem ausgeprägten körperlichen Schonverhalten, da dies eine normale Reaktion auf körperliche Erkrankung darstellt. Durch dieses Schonverhalten reduziert sich der Trainingszustand unter Umständen in einem solchen Maße, daß selbst leichte körperliche Belastung bereits zu körperlichen Mißempfindungen führt, die wiederum als Zeichen einer Erkrankung gewertet werden können (siehe Anhang: ,,Schaubild zur Veranschaulichung der Funktion von Schon- und Vermeidungsverhalten"). Auch hier gilt, daß Patienten zuerst zu Verhaltensänderungen motiviert werden sollen, bevor diese realisiert werden. Dabei ist es wichtig, darauf hinzuweisen, daß eine Verhaltensänderung oftmals vorläufig mit einer Symptomverschlechterung verbunden ist, um dann später in einen besseren körperlichen Trainingszustand zu münden. Nachfolgend sei dieser Prozeß wieder durch ein Therapieskript veranschaulicht:

Folgen von Schonverhalten verdeutlichen

Therapeut: Sie haben berichtet, daß Sie körperlich nur noch wenig aktiv sind? Radfahren, langes Treppensteigen oder gar sportliche Aktivitäten wie Joggen gehen wäre zwar früher möglich gewesen, heute jedoch unvorstellbar. Habe ich dies richtig zusammengefaßt?
Patient: Ja, genau so war es. Früher, bevor die Beschwerden losgingen, bin ich noch mehrfach in der Woche zum Joggen gegangen. Aber dann ging immer weniger. Irgendwann konnte ich selbst die einfachsten Dinge nicht mehr machen.
Therapeut: Dies bedeutet, ihr Aktionsradius hat sich nicht auf einmal verändert, sondern ist Schritt für Schritt immer enger geworden?
Patient: Ja, am Anfang bin ich nur den schwereren Belastungen aus dem Weg gegangen. Aber irgendwann konnte ich fast nichts mehr machen, weil dies immer sofort große Schmerzen verursacht hat.
Therapeut: Ihre Strategie war also, Schmerzen nach Möglichkeit dadurch zu vermeiden, daß Sie Ihren Körper weniger belastet haben. Dies hat Ihnen kurzfristig geholfen, den Schmerzen aus dem Weg zu gehen. Als längerfristige Konsequenz ist jedoch der Spielraum immer enger geworden, so daß immer geringere Belastungen bereits diese Schmerzzustände ausgelöst haben. Ist dies richtig zusammengefaßt?
Patient: Ja, das stimmt. Und dadurch konnte ich immer weniger machen.
Therapeut: Meinen Sie, daß es sinnvoll wäre, diese Strategie weiter zu verfolgen, so daß Ihr Spielraum noch enger wird?
Patient: Dann kann ich ja gar nichts mehr machen. Irgendwie muß ich aus dieser Spirale wieder rauskommen.
Therapeut: Wenn Sie Ihren Körper wieder mehr belasten würden, würde dies ja erstmals zu einer Verschlechterung der Beschwerden führen. Wenn Sie sich davon nicht irritieren lassen würden, was meinen Sie, könnten langfristige Folgen eines solchen Aufbautrainings sein?

Patient: Die Vorstellung, meinen Körper mehr zu belasten, ist ziemlich furchtbar. Aber vielleicht wäre es wirklich möglich, dadurch diese Spirale zu verlassen.

Entsprechend der Zielhierarchie kann mit dem Patienten anschließend ein sukzessives Aufbautraining vereinbart werden. Gerade in diesem Fall wird es von besonderer Bedeutung sein, ausreichend kleine Zwischenziele definiert zu haben, da die vorübergehende Symptomverschlechterung beim Patienten leicht zu Motivationseinbrüchen führt. Denen kann dann dadurch begegnet werden, daß auf die kleinen Erfolge hingewiesen wird. Wegen der unter motivationalen Gesichtspunkten schwierigen Therapiephase kann es auch hilfreich sein, hier Methoden der Selbstbelohnung einzusetzen. Der Patient kann hierzu mit dem Erreichen bestimmter Zwischenziele persönliche Belohnungen festsetzen (z. B. zum Abendessen oder ins Kino ausgehen; einen Nachmittag frei nehmen; ein ersehntes Kleidungsstück kaufen).

4.1.14 Weiterer Abbau von Vermeidungsstrategien

Exposition mit Reaktionsverhinderung

Während bei Angststörungen viele Betroffene ähnliche Vermeidungsstrategien einsetzen, können Vermeidungsstrategien bei Personen mit somatoformen Störungen sehr heterogen sein. So mag bei einem Patienten ein fast zwanghaft anmutendes Suchen nach medizinischen Informationen zu den Vermeidungsstrategien zählen, während andere Patienten in Zeitschriften sofort weiterblättern, wenn sie auf medizinische Informationen stoßen. Andere vermeiden Krankenhäuser und ähnliche Orte. Können solche Vermeidungsstrategien ausgemacht werden, so kann nach einer entsprechenden kognitiven Vorbereitung ähnlich wie bei der Angstbehandlung der Patient zur Exposition an solche angstauslösenden Situationen unter Reaktionsverhinderungsbedingungen motiviert werden.

4.1.15 Kognitive Therapie der hypochondrischen Ängste

Kognitive Umstrukturierung bei hypochondrischen Sorgen hilfreich

Im aufgeführten Kasten sind die Grundzüge der kognitiven Umstrukturierung bei hypochondrischen Bewertungsprozessen beschrieben. Gerade für den Therapeuten mit weniger Erfahrung empfiehlt es sich, sich am Anfang an die vorgegebene Struktur zu halten. Mit zunehmender Erfahrung wird dieses Orientierungsschema immer mehr automatisiert werden, so daß das therapeutische Verhalten wieder spontan erlebt wird und an die individuelle Problematik angepaßt werden kann, ohne diese Grundstruktur aufzugeben.

Kognitive Umstrukturierung hypochondrischer Bewertungsprozesse

1. Exploriere genau die hypochondrischen Kognitionen (z. B.: „Meine Kopfschmerzen sind ein Zeichen für einen Hirntumor.").
2. Lasse die Glaubwürdigkeit der Überzeugung auf einer Skala von 0 bis 100 einschätzen.
3. Was sind Gründe, die für diese Bewertung sprechen? (z. B. Modelle, daß jemand diese Beschwerden hatte und anschließend sich ein Tumor herausstellte, etc.).
4. Gibt es Beobachtungen, die mit der hypochondrischen Kognition nicht übereinstimmen?
5. Welche weiteren Informationen sprechen ebenfalls gegen eine katastrophisierende Bewertung?
6. Wie hoch ist die Überzeugung für die oben beschriebene katastrophisierende Bewertung, wenn alle genannten Pros und Kontras berücksichtigt werden.
7. Leite eine Verhaltensaufgabe ab!

Bei kognitiver Umstrukturierung zuerst Kognition klar herausarbeiten

Von zentraler Bedeutung ist eine ausreichend differenzierte Exploration der zentralen hypochondrischen Kognition, die mit den aktuellen Beschwerden einhergeht. Diese Kognition muß klar und pointiert formuliert werden, bevor die kognitive Umstrukturierung eingeleitet werden kann. In aller Regel besteht die Kognition aus zwei Teilen: einer körperlichen Mißempfindung und einer „absolutistischen" Interpretation derselben. Es muß gerade diese Absolutheit der Überzeugung sich auch in der formulierten Kognition ausdrücken. Manchmal weichen Patienten an dieser Stelle aus und relativieren bereits bei der Exploration ihre zentralen hypochondrischen Kernaussagen. In diesem Fall ist es nicht sinnvoll, auf diese Relativierung einzugehen, sondern jene Situationen aufzugreifen, in denen die Überzeugung besonders ausgeprägt ist (z. B. während einer hypochondrischen Krise).

Zuerst Argumente für die Sichtweise des Patienten sammeln

Nach einer genauen Exploration und Definition der zentralen hypochondrischen Kognition sowie einer Einschätzung der Überzeugung ist es sinnvoll, ausführlich alle Gründe zu explorieren, die für den Patienten diese Kognition bestätigen. Viele Patienten haben in der Vorgeschichte die Erfahrung gemacht, daß Personen ihnen diese Gedanken auszureden versuchten, bevor sie überhaupt die Überzeugungen der Patienten genau kennengelernt hatten. Dadurch sind die nachfolgenden Interventionen weniger erfolgreich, da Patienten davon ausgehen, der Therapeut kenne ihre Befürchtungen und Gründe gar nicht richtig. Je mehr der Therapeut sich an dieser Stelle auf die Sichtweise des Patienten einläßt, desto eher wird es dem Patienten anschließend gelingen, sich von dieser Sichtweise zu distanzieren. Erst wenn alle dafür sprechenden Gründe exploriert wurden und sich erschöpft haben, sollte die Frage gestellt werden, ob es auch Beobachtungen gibt, die mit dieser extremen Sichtweise nicht in Einklang zu bringen sind. Hilfsfragen zur Exploration solcher Gegenargumente zu den hypochondrischen Überzeugungen können sein:

- Könnte es eine Person auf dieser Welt geben, bei der es nicht so ist, wie Sie befürchten?
- Wie würde jemand diese körperlichen Mißempfindungen bewerten, bei dem solche Beschwerden keine Angst auslösen, sondern der sich gut selbst beruhigen kann?
- Durch welche Verursachungen außer einer schweren Erkrankung können solche Beschwerden noch entstehen?
- Wie häufig lassen sich solche Beschwerden auf diese weniger katastrophalen Ursachen zurückführen?

Wenn die Patienten unter Berücksichtigung aller Pros und Kontras eine erneute Einschätzung der Plausibilität der katastrophisierenden Überzeugung machen, sollte nicht erwartet werden, daß der Katastrophisierungsgehalt von 100 auf 0 zurückgeht. Realistisch erscheint, daß Patienten bei der Ersteinschätzung Werte zwischen 80 bis 95 angeben, während sie nach einer kognitiven Umstrukturierung vielleicht Werte von 50 bis 70 angeben. Wenn es gelang, durch diesen Prozeß die Gedanken etwas zu entschärfen, kann den Patienten angeboten werden, in der nächsten hypochondrischen Krise nochmals ihre eigenen genannten Gegenargumente sich vor Augen zu führen und damit zu versuchen, der Krise die Spitze zu nehmen.

Kognitive Umstrukturierung durch Verhaltensexperimente untermauern

Lernprozesse sind um so effektiver, je mehr Erfahrungskanäle involviert sind. Aus diesem Grund ist es hilfreich, eine kognitive Umstrukturierung nicht nur auf die Gesprächsebene zu beschränken, sondern aus der Gesprächssituation auch eine Verhaltensübung abzuleiten. Dies kann zum Beispiel das Testen von Übungen sein, die auf undramatische Weise die katastrophisiert bewerteten Mißempfindungen auslösen (z. B. Treppen steigen bei Herzklopfen; Drehübungen bei Schwindel; Essen von Zwiebel- und Linsengerichten bei Blähungen etc.).

Der kognitive Therapieansatz eignet sich gut, um ihn auch mit anderen Interventionsformen (s. o.) zu kombinieren. Die genannten Maßnahmen zur Reattribution, einschließlich von Übungen unter psychophysiologischer Ableitung sowie die beschriebenen Interventionen auf Verhaltensebene mögen Beispiele hierfür sein. Versteht man kognitive Therapie als Hilfe zur Selbsthilfe, so ist es nötig, daß der beschriebene Prozeß der kognitiven Restrukturierung mehrfach wiederholt wird und erst dann abgeschlossen wird, wenn Patienten diesen Prozeß (z. B. im Rahmen der Spaltentechnik) selbst sicher durchführen können.

4.1.16 Emotionstraining und Konkordanztherapie

Pennebaker und Traue (1993) betonen, daß eine emotionale Hemmung die Entwicklung psychischer, psychosomatischer und wohl auch somatoformer Symptome fördert. Sie beschreiben zum Teil einfache Interventionen, die den emotionalen Ausdruck fördern sollen und die nach ihren Ergebnissen bei Personen mit verschiedenen psychosomatischen Störungen zu einer Symptomreduktion führen. Zu solchen Interventionen gehört, daß Patienten sowohl verbal als auch schriftlich immer wieder bei bestimmten Situationen die emotionale Befindlichkeit und begleitende Kognitionen beschreiben (Pennebaker, 1990). Die Patienten sollen also entweder in schriftlichen Hausaufgaben oder während des Therapiegesprächs primär die subjektive Befindlichkeit beschreiben (z. B. bei traumatischen Ereignissen, schwierigen Alltagssituationen etc.). Aufgabe des Therapeuten ist, den Patienten zum einen darin zu unterstützen und für die Äußerung emotionaler Inhalte zu verstärken, jedoch auch bei Abweichungen (z. B. unnötig langen sachlichen Detailschilderungen) korrigierend einzugreifen. Nähere Informationen zu diesem Ansatz finden sich auch im Kapitel 4.2.

Emotionen äußern kann körperliche Mißempfindungen reduzieren

Ein weiterer Ansatz, der ebenso die emotionalen Aspekte betont, stammt aus der Kopfschmerz-Behandlung und wird Konkordanztherapie (Gerber et al., 1989) genannt. In diesem Ansatz wird versucht, emotionales Befinden, Mimik und Gestik zu einem konkordanden Ausdruck zu bringen, da vermutet wird, daß viele psychische Spannungszustände sowie Kommunikations- und Interaktionsstörungen dadurch zustandekommen, daß Emotionen nicht klar und eindeutig geäußert werden können.

4.1.17 Training sozialer Kompetenz und Kommunikationsübungen

Chronifizierte somatoforme Störungen können nicht nur als Folge von Kommunikationsproblemen entstehen, sondern auch Kommunikationsprobleme erzeugen. Bei vielen Personen geht mit der Krankheitsentwicklung auch sozialer Rückzug und Isolation einher. Andere kommunizieren verbal in erster Linie über die Themen körperliche Beschwerden, Krankheitsverhalten, Behandlungsversuche und die Qualität von Ärzten. Bei anderen wiederum mag es sein, daß sie Konfliktsituationen oder Belastungen immer häufiger dadurch klären, daß sie auf ihre körperlichen Beschwerden verweisen. Diese Beispiele machen deutlich, daß eine hohe Anzahl von Patienten mit Somatisierungssyndrom von einem Training zur sozialen Kompetenz bzw. zur Verbesserung der Kommunikationsfähigkeit profitieren kann. Dieses Training sollte einhergehen mit einer Motivierung zum Aufbau eines adäquaten sozialen Netzwerkes. In einer Arbeit von Shaw und Rief (submit-

Normalisierung des Kommunikationsverhaltens ist wichtig

ted) konnte bei Somatisierungspatienten eine reduzierte Fähigkeit zur Problemlösung festgestellt werden; ein Training zur sozialen Kompetenz könnte dieses Defizit reduzieren.

4.1.18 Maßnahmen zur Streßreduktion

Wichtiges Ziel: Belastbarkeit erhöhen

Gerade Personen mit chronifizierten Verläufen beschreiben in hohem Ausmaß, am Arbeitsplatz einer erhöhten Streßbelastung ausgesetzt zu sein. Diese Bewertung geht oftmals einher mit einer grundsätzlichen Einschätzung, weniger belastbar zu sein. Neben einer kognitiven Restrukturierung zu einem Selbstbild als belastbar und leistungsfähig kann in solchen Fällen auch ein Streßbewältigungstraining angezeigt sein.

4.1.19 Verbesserung des körperlichen und subjektiven Wohlbefindens

Positive Körpererfahrungen fördern

Viele Patienten mit somatoformen Störungen erleben den eigenen Körper als negativ und problembehaftet. Dadurch werden nicht nur negative Körperempfindungen, sondern auch positive Körperwahrnehmungen verändert wahrgenommen oder gar ignoriert. Aus diesem Grund kann es zu einer generellen Ablehnung des eigenen Körpers (einschließlich sexueller Erfahrungen) kommen. Als Behandlung bietet sich folglich alles an, was ein positives Körpererleben fördern kann. Je nach individueller Problematik und Therapiemöglichkeit können dies Feldenkrais-Übungen sein, Selbstmassage und andere körperliche Aktivitäten, die bisweilen als positiv empfunden werden (z. B. Sexualität).

Daneben ist auch eine Verbesserung der somatoformen Symptomatik durch eine allgemeine Verbesserung des subjektiven Wohlbefindens zu erwarten. Wie bereits beschrieben, sind die kognitiven Stile von Somatisierungspatienten oftmals denen von depressiven Patienten ähnlich, so daß positive Wahrnehmungen aus der Umgebung kaum mehr bewußt registriert werden. Zur Verbesserung dieser Problematik wurden verschiedene Genußtrainings entwickelt (z. B. Lutz, 1996) oder es empfiehlt sich die Reaktivierung früherer Hobbies. Unter systemischen Aspekten kann angeregt werden, daß die Familie mit dem Somatisierungspatienten wieder gemeinsam am Aufbau positiver Familienerlebnisse arbeitet, anstatt mit dem Patienten gemeinsam zu leiden.

4.1.20 Berufliche Reintegration

Den volkswirtschaftlich höchsten Kostenfaktor bei Personen mit Somatisierungssyndrom stellt das häufige Krankschreiben, also die Arbeitsunfähigkeit dar. Gerade bei chronifizierten Verläufen ist es oftmals nicht möglich, nach dem Alles-oder-Nichts-Prinzip Patienten zu motivieren, nach langen Krankheitsphasen wieder zu hundert Prozent ihren Arbeitsplatz und ihre berufliche Tätigkeit aufzunehmen. Es sei darauf hingewiesen, daß es für diesen Personenkreis zahlreiche Hilfsmöglichkeiten gibt (z. B. sukzessive berufliche Wiedereingliederung und langsame Steigerung der Belastung am Arbeitsplatz). Solche Maßnahmen können in der Regel mit dem Arbeitsamt abgesprochen und von dort aus eingeleitet werden. Manche stationäre Einrichtungen haben die Möglichkeit, solche Belastungserprobungen an Arbeitsplätzen direkt mit den Patienten zu realisieren. In solchen Fällen können Patienten sukzessive z. B. von einer zweistündigen beruflichen Tätigkeit täglich bis zu einer achtstündigen beruflichen Tätigkeit trainiert werden. Die begleitende Therapie kann dazu dienen, den Patienten in der Überwindung von Motivationskrisen zu unterstützen, Erfolgserlebnisse ausreichend wahrzunehmen und für sich bewerten zu können sowie realistische Zielsetzungen für den beruflichen Alltag zu entwickeln.

Zahlreiche Hilfen zur beruflichen Wiedereingliederung möglich

4.1.21 Maßnahmen zur Rückfallprophylaxe

Abschließend sollen noch einige Vorschläge für Verhaltensregeln gemacht werden, die als mögliche Rückfall-Verhinderungsmaßnahmen angenommen werden:

1. Informiere den behandelnden Hausarzt über Verhaltensmöglichkeiten im Umgang mit Somatisierungspatienten (siehe Anhang „Eine kleine Hilfestellung für Ärzte")

Soweit das Krankheitsverhalten „Arztbesuche" z. T. noch aufrechterhalten wird, sollten diese nicht „symptomkontingent", sondern „zeitkontingent" (z. B. alle vier Wochen) erfolgen. Weiterhin kann der Arzt darüber informiert werden, daß er im Falle des Wiederauftretens gehäufter somatoformer Symptome nach Möglichkeit nicht eine erneute Odyssee durch die verschiedenen organmedizinischen Diagnostikinstitutionen einleitet, sondern dem Patienten auch Auffrischungssitzungen beim Psychotherapeuten anbietet. Zur Unterstützung können dem Arzt auch verschiedene Lösungsvorschläge an die Hand gegeben werden, die sich in der Therapie als wichtig erwiesen haben (z. B. auf ausreichend Entspannungsmöglichkeiten im Alltag zu achten etc.).

Arztbesuche zeitkontingent, nicht symptomkontingent anbieten

2. Informiere den Patienten über eine ausgewogene Lebensführung

Es ist davon auszugehen, daß die Wahrscheinlichkeit einer Symptomverschlechterung dadurch reduziert werden kann, daß betroffene Patienten eine ausgewogene Lebensführung haben, wozu Bereiche wie Entspannung, körperliche Fitneß, Arbeit, körperliche Belastung auch unter suboptimalen Bedingungen und ähnliches gehören mögen.

3. Ermuntere den Patienten, sich auch weiterhin gezielt körperlichen Mißempfindungen auszusetzen

Körperliche Aktivierung wichtige Maßnahme zur Rückfallprophylaxe

Werden Somatisierungssymptome als Defizit in der Bewertung von Körpermißempfindungen verstanden, leitet sich daraus ab, daß Patienten Situationen aufsuchen sollen, in denen sie gezielt eine adäquate Körperwahrnehmung und -bewertung üben können. Es soll somit geübt werden, Körpermißempfindungen realistisch zu bewerten. Damit einher geht die Empfehlung, daß die Patienten bei körperlichen Mißempfindungen nicht Vermeidungs- oder Schonverhaltensweisen realisieren.

4.2 Wirkungsweise der Methoden

Kognitiver Wirkmechanismus wahrscheinlich

Den oben beschriebenen Interventionsverfahren liegen unterschiedliche Interventionsmodelle zugrunde, von denen einige nachfolgend spezifiziert werden sollen. Von zentraler Bedeutung für die Mehrzahl der oben beschriebenen Interventionen ist das kognitive Modell. Hierbei wird davon ausgegangen, daß bestimmte Einstellungen und Bewertungsprozesse wenn nicht zur Entstehung, so zumindest zur Aufrechterhaltung somatoformer Störungen beitragen. Konkret vermutet das kognitive Modell, daß ursprünglich weniger bedeutsame körperliche Mißempfindungen von der Person fehlbewertet werden und eine überwertige Bedeutung erhalten. Dies führt dazu, daß die Aufmerksamkeit auf potentielle körperliche Krankheitszeichen fixiert wird. Als Hauptwirkungsvariable in der Behandlung wird dementsprechend angenommen, daß körperliche Mißempfindungen umbewertet werden müssen, so daß sie nicht mehr als Katastrophe, sondern als unter Umständen unangenehme, jedoch gut bewältigbare Körpermißempfindung gesehen werden können.

Auch Einstellungen müssen verändert werden

Daneben geht das kognitive Modell davon aus, daß es allgemeine Grundeinstellungen sowie ein spezifisches Selbstbild gibt, das zur Entwicklung und Aufrechterhaltung somatoformer Störungen beiträgt. Deshalb wird angestrebt, daß nicht nur eine kurzfristig wirkame Neubewertung von körperlichen Mißempfindungen erfolgt, sondern daß diese zeitlich überdauernden Einstellungen auch modifiziert werden. Bisherige Therapieergebnisse sprechen dafür, daß zwar eine Neubewertung bei körperlichen Mißempfindungen gut zu erreichen ist, eine Modifikation der zentralen Grundannahmen sowie des Selbstbildes jedoch unter Umständen weitaus schwieriger und zeitaufwendiger ist.

Der kognitive Wirkmechanismus wird naturgemäß in den kognitiven Therapiemethoden umgesetzt. Die Prozesse der kognitiven Reattribution sind jedoch auch bei den meisten anderen beschriebenen Therapiemethoden umsetzbar und können als Wirkmechanismus angenommen werden (z. B. beim Biofeedback, bei Entspannungsmethoden, Aufmerksamkeitsumlenkung, Maßnahmen zum Abbau von Schon- und Kontrollverhalten). In zahlreichen „nicht-kognitiven" Interaktionssequenzen gibt es die Möglichkeit, auf kognitiv-perzeptive Prozesse hinzuweisen und entkatastrophisierende Bewertungen körperlicher Empfindungen anzusprechen.

Auf Verhaltensebene kommt Prozessen des Modellernens und der operanten Konditionierung besondere Bedeutung zu. Bei vielen Personen mit somatoformen Störungen lassen sich in der Vorgeschichte, gehäuft auch während Kindheit und Jugend, Modelle für Krankheitsverhalten ausmachen. Von den beschriebenen Therapiemethoden bedient sich keine explizit des Wirkmechanismus „Modellernen". Allerdings fungiert in allen Interventionen der Therapeut auch als Modell für Bewertungsprozesse, und es kann zum Teil hilfreich sein, die Aufmerksamkeit des Patienten von ungünstigen Modellen (z. B. Elternteil mit hohem Arzt-Inanspruchnahmeverhalten) auf förderliche Modelle umzulenken (z. B. sportlich aktivere Person mit Freude an der Arbeit).

Gratifikation für Kranksein motivational bedeutsam

Daneben scheinen für die Aufrechterhaltung jedoch vor allem auch Verstärkungsprozesse relevant. Am Beispiel des Suchens nach Rückversicherung über die Unbedenklichkeit der Beschwerden wurde ausgeführt, wie die damit verbundene Angstreduktion dieses Krankheitsverhalten verstärkt. Daneben sind auch positive Verstärker für Krankheitsverhalten möglich (z. B. Arbeitsunfähigkeit, Berentung, Entlastung von familiären Verpflichtungen etc.). Diese Gratifikationen wurden z. T. unter dem Konzept des „sekundären Krankheitsgewinns" von vielen Therapeuten favorisiert. Es muß jedoch kritisch angemerkt werden, daß unter lernpsychologischen Gesichtspunkten solchen seltenen und nicht direkt auf einzelne Verhaltensweisen kontingenten Bedingungen wenig Bedeutung zukommt. Solche Konstellationen haben sicherlich unter motivationalen Aspekten ihre Bedeutung, zum direkten Lernen von Krankheitsverhalten erscheint ihr Beitrag jedoch begrenzt.

Somit bauen vor allem Maßnahmen wie Abbau von Schon- und Kontrollverhalten auf lernpsychologische Überlegungen auf. Jedoch auch Maßnahmen wie das soziale Kompetenztraining dienen dazu, daß Patienten Anerkennung und Zuwendung erfahren können, ohne daß dies über Klageverhalten oder Ausdruck von Leiden geschieht.

Unter 4.1.16 wurde bereits auf das affektive Modell hingewiesen, das u. a. Autoren wie Pennebaker und Traue (1993) beschreiben. In diesem Modell wird davon ausgegangen, daß bei Personen mit allgemein psychosomatischen Störungen oder mit traumatischen Störungen eine affektive Inhibition vorliegt. In den Modellen der Autoren wird vermutet, daß diese affektive Inhibition über zentralnervöse und andere psychobiologische Prozesse zur Symptomaufrechterhaltung beiträgt. Entsprechend wird als Wirkvariable der Therapie angenommen, daß der affektive Ausdruck und die emotionale Wahrnehmung sich verbessern. Pennebaker (1990) belegt durch mehrere Kurzinterventionen, daß durch ein Emotionstraining eine Verbesserung des körperlichen und seelischen Wohlbefindens möglich ist und sich das Krankheitsverhalten reduziert. Es muß jedoch angemerkt werden, daß die Effekte dieser Intervention zwar positiv, im Ausmaß jedoch eher bescheiden waren und daß die beteiligte Personengruppe nicht aus hochsymptomatischen Patienten bestand, so daß dieser Interventionsform als einziges Therapieverfahren bei Kranken wenig Bedeutung zukommt. Unter Umständen kann es jedoch sinnvoll mit anderen Therapieverfahren kombiniert werden. Es sei jedoch auch darauf hingewiesen, daß die Wirkvariable „Verbesserung des emotionalen Ausdrucks" auch in anderen Therapiemethoden berücksichtigt wird (z. B. beim sozialen Kompetenztraining oder in der allgemeinen therapeutischen Interaktion).

Affektive Inhibition als aufrechterhaltende Bedingung vermutet

Einigen der beschriebenen Ansätze liegt ein Streßmodell zugrunde, das davon ausgeht, daß eine körperliche Überaktivierung vorliegt, die sich zum einen endokrinologisch, zum anderen auch psychophysiologisch zeigt. Entsprechend werden Therapieverfahren vorgeschlagen, die auf körperlicher Ebene eine Reduktion der Überaktivierung erreichen (z. B. Entspannung, Biofeedback) oder auf psychologischer Ebene eine bessere Bewältigung von Streßbedingungen anstreben (z. B. Streßbewältigungstraining). Auch finden sich z. T. andere Modelle und damit verbunden vermutete Wirkungsvariablen, die jedoch nicht näher aufgeführt werden sollen.

Kognitiv-perzeptuelle Komponente vermutlich zentral

Abschließend stellt sich die Frage, welche der Wirkmechanismen zwingend in der Therapie umgesetzt werden sollten und welche eher als optionale Möglichkeiten gesehen werden können. Wenn man von einem notwendigen Prozeß sprechen möchte, so kommt der kognitiv-perzeptuellen Reattribution die größte Bedeutung zu. Ein Patient wird mindestens so lange symtombehaftet sein, wie lange eine Differenzierung in krankheitsrelevante und unbedeutende Körpermißempfindungen mißlingt. Unter Umständen kann die Zukunft erbringen, daß manche Patienten von einer kurzen, auf diesen Aspekt fokussierenden Therapie ausreichend profitieren können. In vielen Fällen erscheint dies jedoch nicht hinreichend, um stabile Verbesserungen zu erreichen. Dann wird es notwendig, auch weitere Wirkmechanismen zu berücksichtigen.

4.3 Effektivität und Prognose

In früheren Lehrbüchern wurde die Behandlungsprognose bei Personen mit chronifizierten somatoformen Störungen als schlecht eingeschätzt. Oftmals wurde das primäre Ziel der Behandlung darin gesehen, die Behandlungskosten auf ein erträgliches Maß zu reduzieren und die Gefahr durch iatrogene Schädigungen (z. B. durch unnötige medizinische Eingriffe) zu minimieren.

Früheres Behandlungsziel: iatrogene Schäden reduzieren

Die Möglichkeiten zur Reduktion der Behandlungskosten durch ein adäquates medizinisches Management wurde in verschiedenen, z. T. empirischen Arbeiten überprüft (Goldberg et al., 1989; Smith et al., 1995). So übersandten Smith et al. (1995) Ärzten aus einer Experimentalgruppe einen Beratungsbrief, wie sie mit Somatisierungspatienten umgehen sollten; die Ärzte aus der Kontrollgruppe erhielten diesen Brief erst zwölf Monate später. Es zeigte sich, daß der Einsatz von bestimmten Regeln im Umgang mit Somatisierungspatienten dazu führte, daß die Behandlungskosten um ca. 33 % reduziert werden konnten. In diesem Beratungsbrief waren zum einen Informationen zum Verlauf und zur niedrigen Gefahr des Übersehens körperlicher Erkrankungen gegeben, zum anderen wurden regelmäßige „zeitkontingente" Arztbesuche vorgeschlagen, während denen ausschließlich eine kurze körperliche Untersuchung durchgeführt wurde. Demgegenüber wurden stationäre Aufnahmen, zusätzliche diagnostische Untersuchungen, chirurgische Eingriffe oder Laboruntersuchungen nur für den Ausnahmefall einer speziellen, anderweitigen Indikation empfohlen.

Beratung der Ärzte reduziert Behandlungskosten

In einer anderen Arbeit der gleichen Arbeitsgruppe (Kashner et al., 1995) wurde zusätzlich versucht, 70 Patienten mit dem Vollbild einer Somatisierungsstörung eine Gruppentherapie anzubieten. Diese Gruppentherapie bestand aus acht jeweils zweistündigen Sitzungen, die das Ziel verfolgten, Angehörige und den Freundeskreis als Quelle sozialer Unterstützung zu nutzen, mit körperlichen Problemen besser zurechtzukommen, die Fähigkeiten zur Wahrnehmung und zum Ausdruck von Emotionen zu verbessern sowie ein positives Gruppenerleben zu erzeugen. Durch diese Maßnahmen konnten in der Experimentalgruppe die Behandlungskosten um mehr als die Hälfte (52 %) reduziert werden.

Auch Gruppentherapie erfolgreich

Die aufgeführten Studien weisen zum einen einige methodische Mängel auf, berücksichtigen zum anderen kaum Variablen des Befindens der Patienten, sondern konzentrieren auf monetäre Aspekte. Deshalb kommt einer Arbeit von Speckens et al. (1995) besondere Bedeutung zu, die ein ausführliches kognitiv-verhaltenstherapeutisches Behandlungsprogramm im Rahmen einer randomisierten Studie überprüften, wobei hierbei auch diverse psychometrische Instrumente eingesetzt wurden. Der Schwerpunkt der therapeutischen Techniken lag in der Identifizierung und Veränderung dysfunktionaler Bewertungsprozesse sowie in der Durchführung von Verhaltensexperimenten, um den Teufelskreis der Symptomwahrnehmung und deren Konsequen-

Kognitive Verhaltenstherapie erfolgreich

zen zu durchbrechen. Dabei war das Behandlungsprogramm nicht voll standardisiert, sondern die Anzahl der Behandlungssitzungen schwankte zwischen 6 und 16. Die Kontrollgruppe erhielt eine optimierte medizinische Versorgung durch Ärzte, die speziell geschult wurden. In dieser Arbeit bestätigte sich zum einen am Beispiel der Kontrollgruppe, daß auch durch gut geschulte Ärzte im Rahmen der medizinischen Versorgung eine deutliche Verbesserung in der Symptomatik möglich ist. Zur Zwölf-Monats-Katamnese waren in der Behandlungsgruppe 73 % der Patienten nach festen Kriterien entweder symptomfrei oder deutlich gebessert, während dieses Kriterium in der Kontrollgruppe 59 % erreichten.

Auch bei Hypochondrie erfolgreiche Behandlungsmethoden belegt

Eine Arbeit von Warwick et al. (1996) widmete sich im speziellen der Behandlung von Personen mit dem Vollbild einer Hypochondrie. Von den genannten Arbeiten erfüllt diese Studie sicherlich die höchsten wissenschaftlichen Gütekriterien. Auch mit dieser Arbeit bestätigte sich, daß in der Patientengruppe eine deutliche Verbesserung eintrat, die auch bei entsprechenden Nachfolgeuntersuchungen anhielt. Der Therapieansatz war ebenfalls durch ein kognitiv-verhaltenstherapeutisches Vorgehen gekennzeichnet, in dem speziell auf das Krankheitsmodell eingegangen wurde und entsprechende Verhaltensexperimente realisiert wurden. Gerade auf den zentralen Variablen für Hypochondrie wie Bedürfnis nach Rückversicherung, Gesundheitsängste, Kontrollverhaltensweisen zeigten sich in der Behandlungsgruppe im Vergleich zur Kontrollgruppe Effektstärken von weit über 1. Dies ist um so erfreulicher, da die Behandlung nur geringe Ablehnraten (6 %) und drop-out-Raten (ebenfalls 6 %) aufwies.

In Zukunft weitere Verbesserungen der Therapiemethoden zu erwarten

Somit kann festgehalten werden, daß im Gegensatz zu früheren Annahmen bei Personen mit somatoformen Störungen nicht nur eine Reduzierung der Inanspruchnahme medizinischer Dienste möglich ist, sondern eine direkte Verbesserung der Kernsymptomatik somatoformer Störungen als auch der damit einhergehenden komorbiden Probleme im Bereich Depressivität oder Ängstlichkeit. Trotzdem bleibt vor allem bei hoch chronifizierten Stichproben eine beträchtliche Anzahl von Personen, die auch nach Behandlung noch eine entsprechende Symptomatik aufweisen. Es muß jedoch berücksichtigt werden, daß die Erforschung von Behandlungsmöglichkeiten für das Somatisierungssyndrom noch in den Kinderschuhen steckt, so daß für die nächsten Jahre mit weiteren Verbesserungen zu rechnen ist. Ähnliches gilt auch für die Erforschung von Bedingungen zur Rückfallprophylaxe.

4.4 Varianten der Methode und Kombinationsmöglichkeiten

4.4.1 Somatisierung bei Kindern

DSM-IV sieht vor, daß die ersten Somatisierungssymptome bei der Somatisierungsstörung vor dem 30. Lebensjahr auftreten müssen. Es wird davon ausgegangen, daß in den meisten Fällen bereits im 2. Lebensjahrzehnt entsprechende Beschwerden auftreten. Aus vorläufigen Erhebungen in Deutschland geht hervor, daß Somatisierungssymptome bei Kindern und Jugendlichen fast so häufig auftreten wie bei Erwachsenen. Andere Arbeiten berichten bei 11–16jährigen durchschnittlich sechs Symptome, die zum Somatisierungsbereich zu rechnen sind. Aus diesem Grund stellt sich die Frage nach Anpassungsmöglichkeiten der geschilderten therapeutischen Interventionen bei Kindern.

Somatisierung bereits bei Kindern häufig

Garralda (1996) gibt eine Übersicht über Somatisierungssymptome und mögliche Einflußbedingungen bei Kindern. Sie weist darauf hin, daß auch Eltern von Kindern mit Somatisierungssymptomen oftmals die psychischen Einflußbedingungen erkennen, trotzdem aber ein chronisches Krankheitsverhalten fördern. Aus solchen und ähnlichen Gründen ist es sicher in der Regel sinnvoll, die Eltern in die Behandlung miteinzubeziehen. Daneben sollten einige Möglichkeiten der Behandlung Erwachsener mit somatoformen Störungen auch bei Kindern realisiert werden (z. B. Entspannungsverfahren).

Individualpsychologische als auch familienpsychologische Interventionen wurden in einer Arbeit von Sanders et al. (1994) eingesetzt. Sie behandelten Kinder mit wiederkehrenden Bauchschmerzen. Dazu boten sie Informationen zur Entstehung der Symptomatik an, schulten Eltern im Kontingenz-Management und führten mit den Kindern Entspannungsübungen, Atmungsübungen und diverse kognitive Techniken durch. In der Kontrollgruppe erhielten die Kinder eine Standardbehandlung durch einen Pädiater. Während in der Behandlungsgruppe etwa 60 % der Kinder schmerzfrei wurden, erreichten dies in der Kontrollgruppe nur knapp ein Viertel. Somit kann als Adaptationsmöglichkeit für die Behandlung von Kindern mit Somatisierungssymptomen vorgeschlagen werden, daß im Normalfall die Eltern einbezogen werden sollten und manche Interventionen nur mit den Kindern, manche mit Kindern und Eltern und manche Interventionen in erster Linie mit den Eltern durchgeführt werden sollten.

Erfolgreiche Somatisierungsbehandlung bei Kindern durch Einbeziehung der Eltern

4.4.2 Behandlung bei Vorliegen mehrerer psychischer Störungen

Komorbidität kann Behandlung auch erleichtern

Wie bereits dargelegt, liegt in vielen Fällen bei Personen mit somatoformen Störungen Komorbidität mit anderen psychischen Störungen vor. In diesen Fällen stellt sich die Frage der Kombination von therapeutischen Ansätzen, die auf die jeweilige Symptomatik abzielen. Bei der Behandlung von zusätzlichen depressiven Störungen bietet sich zum einen die Möglichkeit des Einsatzes von Psychopharmaka (zum Einsatz von Antidepressiva s. u.) an, zum anderen auch entsprechende kognitiv-verhaltenstherapeutische Maßnahmen wie Reattribution dysfunktionaler Kognitionen, Aktivitätenaufbau und Verbesserung der sozialen Kompetenz. Sowohl in diesem als auch in weiteren Fällen sollte Komorbidität nicht nur als Erschwernis, sondern auch als Chance begriffen werden. Gerade während depressiver Phasen erleben Patienten mit somatoformen Störungen ihre körperliche Symptomatik oftmals ausgeprägter oder als schwerer tolerierbar. Deshalb kann an solchen erlebnisnahen Beispielen deutlich gemacht werden, wie eng der Zusammenhang zwischen psychischem Wohlbefinden und körperlichem Wohlbefinden sein kann.

Ähnliches gilt auch für die Komorbidität von somatoformen Störungen mit Angststörungen, insbesondere mit der Panikstörung. Im Zweifelsfalle wird sich anbieten, die Behandlung mit der Therapie der Panikstörung zu beginnen, da hierfür schnell wirkungsvolle Behandlungsprogramme vorliegen und auch die Demonstration psychophysiologischer Zusammenhänge drastische positive Konsequenzen haben kann (z. B. Hyperventilations-Provokationstest).

Trauma-Bewältigungstherapie kann indiziert sein

Oftmals scheinen sich somatoforme Störungen als Folge einer veränderten Körperwahrnehmung und Körperakzeptanz zu entwickeln, die wiederum Folge von Gewalterfahrungen sind. Kann das Trauma verbalisiert werden, so liegt es auf der Hand, die psychophysiologischen Zusammenhänge zur Entstehung somatoformer Symptome mit den Patienten zu bearbeiten, so daß im Bereich der Therapie der somatoformen Störung der Teil der Reattribution deutlich kürzer gehalten werden kann. Dem gegenüber werden verstärkt Maßnahmen zur Behandlung der posttraumatischen Belastungsstörung notwendig werden, wie sie zwischenzeitlich an verschiedener Stelle entwickelt und beschrieben werden (Foa & Rothbaum, 1996).

Auch bei Konversionsstörungen ist die Anzahl von Personen mit traumatischen Gewalterfahrungen enorm hoch, so daß an die Ausführungen im vorherigen Absatz erinnert wird. Zusätzlich kann, z. B. bei Lähmungserscheinungen, bei Benutzung von Gehhilfen oder Rollstühlen, ein bewegungstherapeutisches Wiederaufbautraining notwendig werden. Auch in diesem Fall gilt, daß zuerst beim Patienten die motivationale Basis geschaffen werden muß, bevor z. T. streng anmutende Interventionen realisiert werden (z. B. Verzicht auf Gehhilfen).

Erfolgreiche Behandlung körper-dysmorpher Störungen

Für Personen mit körperdysmorphen Störungen können z. T. ähnliche Ansätze verwendet werden wie bei Personen mit Hypochondrie. Es liegen bereits erste kontrollierte Therapiestudien bei Personen mit körperdysmorpher Störung vor. So behandelten Rosen et al. (1995) insgesamt 54 Personen mit körperdysmorpher Störung in kleinen Gruppen. Die Therapie ging auf eine Veränderung von dysfunktionalen Kognitionen bezüglich Körperzufriedenheit und überwertigen Gedanken bezüglich der körperlichen Erscheinung ein. Es wurde eine Exposition an vermiedene Situationen durchgeführt und Körper-Kontrollverhaltensweisen sollten unterdrückt werden. Durch acht jeweils zweistündige Sitzungen konnte erreicht werden, daß die Störung bei ca. 80 % der betroffenen Personen verschwand. Demgegenüber blieben die Werte bei der Kontrollgruppe auf konstant hohem Niveau, so daß nur eine geringe Rate an Spontanremissionen zu erwarten ist. Auch in anderen Arbeiten wurden Expositionsübungen mit Reaktionsverhinderung eingesetzt, die bei Personen mit körperdysmorpher Störung großen Erfolg zeigten (Veale et al., 1996; McKay et al., 1997).

4.4.3 Der Einsatz von Psychopharmaka

Benzodiazepine und Neuroleptika nicht einsetzen

Bei vielen Patienten mit somatoformen Störungen werden Psychopharmaka eingesetzt, für deren Wirksamkeit die empirische Basis bislang fehlt. Es ist erstaunlich, daß bislang kaum kontrollierte Doppelblind-Studien zum Einsatz von Psychopharmaka bei Personen mit somatoformen Störungen vorliegen. Der verbreitete Einsatz von Benzodiazepinen (mit Abhängigkeitsrisiko) sowie vor allem der im deutschsprachigen Raum übliche Einsatz von niedrig dosierten Depot-Neuroleptika (z. B. Fluspirilen) entbehrt einer wissenschaftlichen Begründung. Zieht man wieder die Parallele zur Schmerzforschung, so ist am ehesten durch den Einsatz von klassischen Antidepressiva (z. B. trizyklische Antidepressiva) ein positiver Effekt zu erwarten, obwohl bei dieser Substanzgruppe die Abbruchrate bei pharmakologischer Behandlung aufgrund der Nebenwirkungen zwischen 20 und 30 % liegt. Aufgrund niedrigerer Nebenwirkungsraten sowie aufgrund von Modeströmungen nimmt der Einsatz von Serotonin-Wiederaufnahme-Hemmer stark zu, scheint jedoch in der Effektivität zur Verringerung körperlicher Mißempfindungen eher niedriger zu sein. Im nachfolgenden Kasten sind Empfehlungen zum Einsatz pharmakologischer Maßnahmen mit Antidepressiva bei Personen mit somatoformen Störungen dargestellt.

Psychopharmakologische Behandlung		
Bislang wurden noch kaum kontrollierte, doppel-blind durchgeführte Studien bei gut diagnostizierten Personengruppen mit somatoformen Störungen durchgeführt. Aufgrund der wenigen bisherigen Ergebnisse sowie der Parallele zu den Schmerzstörungen können jedoch Trends aufgezeigt werden, die am ehesten für einen Einsatz von Antidepressiva sprechen. Es gibt Vermutungen, daß hierbei die trizyklischen (klassischen) Antidepressiva stärker auf die körperliche Symptomatik Einfluß nehmen als modernere Antidepressiva wie z. B. die Serotonin-Wiederaufnahme-Hemmer (z. B. Fluoxetin, Fluvoxamin) oder die reversiblen MAO-Hemmer (z. B. Moclobemid). Über andere Substanzen aus dieser Gruppe (z. B. Johanniskraut) liegen keine wissenschaftlich gestützten Erfahrungen vor. Folgende Medikamente haben am ehesten eine Chance, sich in zukünftigen wissenschaftlichen Studien als effektiv zu erweisen:		
Generic	Handelsübliche Präparate	Dosierungsempfehlungen
Doxepin	Aponal Sinquan Doxepin	mit 10 mg/die beginnend; bei ausgeprägtem Störungsbild u./o. begleitender schwerer Depression bis 150 mg/die; stationär auch höher; Einnahme zur Nacht
Amitriptylin	Saroten Laroxyl Novoprotect	mit 25 mg/die zur Nacht beginnend; kann ambulant bis 150 mg, stationär höher dosiert werden
Desipramin	Pertofran	ähnlich wie Amitriptylin
Trimipramin	Stangyl	Dosierung über ca. 10 Tage ansteigend auf 150 mg zur Nacht; geeignet vor allem bei zusätzlichen Schlafstörungen
Opipramol	Insidon	üblicherweise langsam steigernd bis 3 Drg./die; ggf. höher

4.5 Probleme bei der Therapiedurchführung

Oftmals wurde als Problem in der Behandlung von Personen mit somatoformen Störungen beschrieben, daß diese nicht zur Psychotherapie motiviert sind bzw. „noch nicht so weit wären". Aus der Darstellung des therapeutischen Ansatzes sollte jedoch deutlich werden, daß die Motivation zur Psychotherapie nicht eine Voraussetzung bei Behandlungsbeginn ist, sondern eine Bedingung, die erst im Verlauf als Zwischenziel geschaffen wird. Trotzdem wird in manchen Fällen eine Therapie schwierig sein oder mißlingen. Viele Therapeuten tun sich in einer solchen Situation schwer, die damit verbundene Enttäuschung adäquat zu verarbeiten, so daß sich aus der Mischung der Unsicherheit des Patienten und der Frustration des Therapeuten ein Bruch des therapeutischen Bündnisses ergibt, der für den Langzeitverlauf kontraproduktiv gewertet werden muß. Selbst wenn ein Patient zu einem bestimmten Zeitpunkt nicht für die Psychotherapie gewonnen werden kann, sollte das Therapeutenverhalten so ausgerichtet sein, daß der Patient wenigstens unter Umständen zu einem späteren Zeitpunkt den Weg in die Psychotherapie findet. Dies wird nur gelingen, wenn ein Therapeut auch die Entscheidung eines Patienten gegen die Psychotherapie als die Entscheidung einer zur Selbstbestimmung fähigen Person akzeptiert.

Patienten leichter für Psychotherapie zu motivieren als vermutet

In vielen Fällen sind jedoch die typischen Probleme, wie sie in der Behandlung von Somatisierungspatienten beschrieben werden, vermeidbar. Empirische Untersuchungen weisen im Gegensatz zur allgemeinen Meinung darauf hin, daß über 80 % von Somatisierungspatienten zur Psychotherapie vermittelt werden können (Speckens et al., 1995). Einer der häufigsten Konflikte in der Behandlung dieser Personengruppe tritt auf, wenn Therapeuten zu früh oder zu massiv psychologische Erklärungsmodelle für die Beschwerden einbringen. Manche Therapeuten scheinen die Meinung zu vertreten, daß dem rigiden organischen Krankheitsmodell auf Patientenseite am besten durch ein rigides psychologisches Krankheitsmodell auf Therapeutenseite zu begegnen sei. Erfolgreicher scheint demgegenüber die Strategie, sich zum einen auf die Sichtweise des Patienten einzustellen und die Gründe aus Patientensicht als vernünftig anzuerkennen, andererseits den Patienten zu einer „wissenschaftlichen" Sichtweise zu bewegen, die sich durch die Offenheit für verschiedene Sichtweisen und die Suche nach verschiedenen Einflußbedingungen auszeichnet.

Therapeut ist Modell für flexible Sichtweise

Ein häufiges Problem ist auch das Durchführen von Interventionen, ohne daß die motivationalen Voraussetzungen hierfür geschaffen sind. Motive wie Selbständigkeit, Unabhängigkeit von Ärzten, Arbeitsfähigkeit erreichen oder Elternrolle in der Familie übernehmen, müssen in der Regel mit dem Patienten erst bezüglich ihrer positiven Konsequenzen thematisiert werden, bevor die entsprechenden Interventionen (z. B. Belastungserprobung am Arbeitsplatz) durchgeführt werden können. Umgekehrt sollte bei schwierigen Therapieverläufen der Therapeut analysieren, ob für die von ihm aktuell angestrebten Interventionen die motivationale Voraussetzung vorhanden war.

Eine weitere Möglichkeit für ausbleibenden Erfolg von Einzelinterventionen kann darin liegen, daß dem Therapeuten bestimmte Informationen noch nicht vorliegen, die für das Bedingungsmodell relevant wären. Dies kann Krankheit oder Tod einer wichtigen Person sein, was affektiv hoch besetzt als Krankheitsmodell wirksam wurde oder es kann eine traumatische Gewalterfahrung vorliegen, die der Therapeut noch nicht kennt und für die der

Patient noch nicht den Mut aufbringt, sie zu formulieren. Deshalb mag als weitere Analysehilfe bei problematischen Verläufen festgehalten werden, nochmals nachzufragen, ob wirklich alle relevanten Informationen vorliegen.

Rentenwunsch ist negativer Prädiktor für Therapie

Gerade im stationären Bereich findet man häufig den Wunsch nach vorzeitiger Berentung, der dem Therapeuten gegenüber oftmals nicht explizit formuliert wird. Einerseits sei davor gewarnt, zu früh auf Konzepte und Erklärungsversuche im Sinne von „sekundärem Krankheitsgewinn" auszuweichen, wenn es Schwierigkeiten in der Therapie gibt. Andererseits ist das Vorliegen eines Rentenwunsches ein eindeutig negativer Prädiktor für den Therapieerfolg. Die Rentenversicherungsträger gehen in solchen Fällen nach dem Prinzip „Kur vor Rente" vor, so daß Rentenbewerbern eine stationäre Behandlung nahegelegt wird, bevor das Rentenverfahren entschieden wird. Bislang fehlen überzeugende Konzepte, um mit diesem Motivationsproblem erfolgreich umzugehen. Einzige Möglichkeit bleibt deshalb, eine ausführliche Motivationsanalyse vorzunehmen und zu versuchen, ausreichend Motivation zu einer aktiven Lebensgestaltung, einschließlich der Teilnahme am Arbeitsleben, zu schaffen (siehe Anhang „Was tun bei Problemen in der Therapie?").

5 Ausblick

Die Behandlung von Personen mit somatoformen Störungen steht an einer bedeutenden Schwelle. Vor wenigen Jahren oft noch als unbehandelbare „Therapeutenkiller" gesehen, ergeben sich nun so viele Anhaltspunkte für therapeutische Interventionen bei dieser Patientengruppe, daß die Phase der Hilflosigkeit bei Therapeuten überwunden werden kann. Die wenigen bisherigen Therapiestudien haben oftmals erst in Ansätzen die Methoden realisiert, mit denen hohe Erfolgsaussichten verbunden sind. Deshalb können die bisherigen empirischen Ergebnisse noch als pessimistische Schätzungen dessen gesehen werden, was bei dieser Störungsgruppe möglich ist. Für die Zukunft ist zu erwarten:

- ein gezielterer Einsatz von Verhaltensexperimenten zur kognitiven Reattribution;
- eine genauere Definition von Einstellungen und kognitiven Prozessen des Störungsbildes. Dadurch wird auch ein gezielterer kognitiver Ansatz möglich und es wird deutlich, welche Einstellungen als notwendige Bedingung für Therapieerfolg modifiziert werden müssen;
- eine genauere Deskription psychophysiologischer Prozesse. Dies kann neue Perspektiven zum Beispiel für Biofeedback-Behandlungen oder psychopharmakologische Interventionen eröffnen.

Durch diese und weitere Fortschritte wird möglich, daß somatoforme Störungen mit ähnlichem Erfolg behandelt werden können wie Personen mit Angststörungen oder Depressionen. Trotzdem werden auch weitere Anstrengungen notwendig. Für die überrepräsentierte „Problemgruppe" der Personen mit laufendem Rentenverfahren oder sonstigen sozioökonomischen Gratifikationen für Krankheitsverhalten wird es notwendig, spezifische motivationsorientierte Ergänzungen zu entwickeln. Daneben wird es im Zuge der allgemeinen Rationalisierungsmaßnahmen notwendig, auch Kurz- und Ultrakurzzeit-Interventionen zu entwickeln, die zum Beispiel bei wenig chronifizierten Erkrankungsbildern zum Einsatz kommen können. Trotz dieser Vorschläge kann jedoch festgehalten werden, daß ein gewisser Durchbruch bei den Behandlungsmöglichkeiten geschafft ist.

6 Weiterführende Literatur

Mayou, R., Creed, F. & Sharpe, M. (1995). *Treatment of functional physical symptoms*. Oxford: Oxford University Press.

Rief, W. & Hiller, W. (1992). *Somatoforme Störungen*. Bern: Huber-Verlag.

Rief, W. (1995). *Multiple somatoforme Symptome und Hypochondrie*. Bern: Huber-Verlag.

Rief, W. (1996). Somatoforme Störungen – Großes unbekanntes Land zwischen Psychologie und Medizin. *Zeitschrift für Klinische Psychologie, 25*, 173–189.

7 Literatur

Barsky, A. J. (1992). Amplification, somatization, and the somatoform disorders. *Psychosomatics, 33*, 28–34.

Barsky, A. J., Coeytaux, R. R., Sarnie, M. K. & Cleary, P. D. (1993). Hypochondriacal patients' beliefs about good health. *American Journal of Psychiatry, 150*, 1085–1089.

Barsky, A. J., Wyshak, G. & Klerman, G. L. (1990). The somatosensory amplification scale and its relationship to hypochondriasis. *Journal of Psychiatric Research, 24*, 323–334.

Basler, H. D. & Kröner-Herwig, B. (Hrsg.). (1995). *Psychologische Therapie bei Kopf-und Rückenschmerzen*. München : Quintessenz.

Brähler, T. & Scheer, J. W. (1983). *Der Gießener Beschwerdebogen GBB*. Bern: Hans Huber.

Derogatis, L. R. (1994). *SCL-90. Administration, Scoring & Procedures Manual*. Massachussetts: Author.

Dilling, H., Mombour, W. & Schmidt, M. H. (1993). *Internationale Klassifikation psychischer Störungen. ICD-10 Kapitel V (F). Klinisch-diagnostische Leitlinien* (2., überarbeitete Auflage). Bern : Hans Huber.

Dilling, H., Mombour, W., Schmidt, M. H. & Schulte-Markwort, E. (Hrsg.). (1994). *Internationale Klassifikation psychischer Störungen. ICD-10 Kapitel V (F) Forschungskriterien*. Bern : Hans Huber.

Fahrenberg, J. (1994). *Die Freiburger Beschwerdenliste (FBL). Form FBL-G und revidierte Form FBL-R*. Göttingen: Hogrefe.

Foa, E. B. & Rothbaum, B. O. (1996). Posttraumatische Belastungsstörungen. In J. Margraf (Ed.), *Lehrbuch der Verhaltenstherapie, Band II*. Berlin: Springer.

Franke, G. (1995). *Die Symptom Checklist SCL-90R*. Göttingen: Beltz Test.

Garralda, M. E. (1996). Somatisation in children. *Journal of Child Psychology and Psychiatry, 37*, 13–33.

Gerber, W. D., Miltner, W., Birbaumer, N. & Haag, G. (1989). *Konkordanztherapie. Manual*. München: Röttger-Verlag.

Goldberg, D. P., Gask, L. & O'Dowd, T. (1989). The treatment of somatization: Teaching techniques of reattribution. *Journal of Psychosomatic Research, 33*, 689 –695.

Gülick-Bailer, M., Maurer, K. & Häfner, H. (Hrsg.). (1995). *SCAN. Schedules for Clinical assessment in Neuropsychiatry (der Weltgesundheitsorganisation)*. Deutsche Version. Bern: Hans Huber.

Hiller, W. & Rief, W. (1996). *SDS. Somatoform Disorders Schedule, deutsche Version*. Prien a. Ch.: Klinik Roseneck.

Hiller, W., Rief, W., Elefant, S., Margraf, J., Kroymann, R., Leibbrandt, R. & Fichter, M. M. (1997). Dysfunktionale Kognitionen bei Patienten mit Somatisierungssyndrom. *Zeitschrift für Klinische Psychologie, 26*, 226–234.

Hiller, W., Zaudig, M. & Mombour, W. (1995). *IDCL. Internationale Diagnosen Checklisten für ICD-10*. Bern: Hans Huber.

Hiller, W., Zaudig, M. & Mombour, W. (1997). *IDCL. Internationale Diagnosen Checklisten für DSM-IV*. Göttingen: Hogrefe.

Janca, A., Burke, J. D., Isaac, M., Burke, K. C., Costa e Silva, J. A., Acuda, S. W., Altamura, A. C., Chandrashekar, C. R., Miranda, C. T. & Tacchini, G. (1995). The World Health Organization somatoform disorders schedule. A preliminary report on design and reliability. *European Psychiatry, 10*, 373–378.

Janca, A., Isaac, M. & Costa e Silva, J. A. (1995). World Health Organization international study of somatoform disorders- background and rationale. *European Journal of Psychiatry, 9*, 100–110.

Kashner, T. M., Rost, K., Cohen, B., Anderson, M. & Smith, G. R. (1995). Enhancing the health of somatization disorder patients. *Psychosomatics, 36*, 462–470.

Kellner, R. (1986). *Somatization and Hypochondriasis*. New York: Praeger Publishers.

Kellner, R. (1992). Diagnosis and treatment of hypochondriacal syndromes. *Psychosomatics, 33*, 278–289.

Kent, D. A., Tomasson, K. & Coryell, W. (1995). Course and outcome of conversion and somatization disorders. *Psychosomatics, 36*, 138–144.

Lutz, R. (1996). Euthyme Therapie. In J. Margraf (Ed.), *Lehrbuch der Verhaltenstherapie, Band I* (335–352). Berlin: Springer.

Margraf, J., Schneider, S. & Ehlers, A. (Hrsg.). (1994). *DIPS – Diagnostisches Interview bei psychische Störungen* (2. Aufl.). Berlin: Springer.

McKay, D., Todaro, J., Neziroglu, F., Campisi, T., Moritz, E. K. & Yaryura-Tobias, J. A. (1997). Body dysmorphic disorder: a preliminary evaluation of treatment and maintenance using exposure with response prevention. *Behaviour Research & Therapy, 35*, 67–70.

Pennebaker, J. W. (1990). *Opening-up: The Healing Power of Confiding in Others*. New York: William Morrow.

Pennebaker, J. W. & Traue, H. C. (1993). Inhibition and psychosomatic processes. In H. C. Traue & J. W. Pennebaker (Eds.), *Emotion, Inhibition, and Health* (146–163). Seattle: Hogrefe & Huber.

Pilowsky, I. & Spence, N. D. (1983). *Manual for the Illness Behaviour Questionnaire (IBQ)*, Second Edition. Adelaide: Author.

Rief, W., Greitemeyer, M. & Fichter, M. M. (1991). Die Symptom Check List SCL-90R: Überprüfung an 900 psychosomatischen Patienten. *Diagnostica, 37*, 58–65.

Rief, W., Heuser, J. & Fichter, M. M. (1996). What does the Toronto Alexithymia Scale TAS-R measure? *Journal of Clinical Psychology, 52*, 423–429.

Rief, W., Heuser, J. & Fichter, M. M. (1996). Biofeedback- ein therapeutischer Ansatz zwischen Begeisterung und Ablehnung. *Verhaltenstherapie, 6*, 43–50.

Rief, W., Hiller, W. & Heuser, J. (1997). *SOMS – Das Screening für Somatoforme Störungen.* Manual zum Fragebogen. Bern: Hans Huber.

Rief, W., Hiller, W., Geissner, E. & Fichter, M. M. (1994). Hypochondrie: Erfassung und erste klinische Ergebnisse. *Zeitschrift für klinische Psychologie, 23*, 34–42.

Rief, W., Schaefer, S. & Fichter, M. M. (1992). SOMS – ein Screening-Verfahren zur Identifizierung von Personen mit somatoformen Störungen. *Diagnostica, 38*, 228–241.

Rief, W., Schaefer, S., Hiller, W. & Fichter, M. M. (1992). Lifetime diagnoses in patients with somatoform disorders: which came first? *European Archives of Psychiatry and Clinical Neuroscience, 241*, 236–240.

Rief, W., Shaw, R. & Fichter, M. M. (1998). *Elevated levels of psychophysiological arousal and cortisol in patients with somatization syndrome*. Psychosomatic Medicine, accepted for publication.

Rosen, J. C., Reiter, J. & Orosan, P. (1995). Cognitive-behavioral body image therapy for body dysmorphic disorder. *Journal of Consulting and Clinical Psychology, 63*, 263–269.

Salkovskis, P. M. & Warwick, H. M. C. (1986). Morbid preoccupations, health anxiety and reassurance: a cognitive-behavioural approach to hypochondriasis. *Journal of Psychosomatic Research, 24*, 597–602.

Sanders, M. R., Shepherd, R. W., Cleghorn, G. & Woolford, H. (1994). The treatment of recurrent abdominal pain in children: a controlled comparison of cognitive-behavioral family intervention and standard pediatric care. *Journal of Consulting and Clinical Psychology, 62*, 306–314.

Saß, H., Wittchen, H. U. & Zaudig, M. (1996). *Diagnostisches und statistisches Manual Psychischer Störungen DSM-IV.* Göttingen: Hogrefe.

Schwartz, M. S. (1995). *Biofeedback. A practitioner's guide*. Second edition. New York: Guilford Press.

Smith, G. R., Rost, K. & Kashner, M. (1995). A trial of the effect of a standardized psychiatric consultation on health outcomes and costs in somatizing patients. *Archives of General Psychiatry, 52*, 238–243.

Speckens, A. E. M., van Hemert, A. M., Bolk, J. H., Hawton, K. E. & Rooijmans, H. G. M. (1995). The acceptability of psychological treatment in patients with medically unexplained symptoms. *Journal of Psychosomatic Research, 39*, 855–863.

Speckens, A. E. M., van Hemert, A. M., Spinhoven, P., Hawton, K. E., Bolk, J. H. & Rooijmans, G. M. (1995). Cognitive behavioural therapy for medically unexplained physical symptoms: a randomised controlled trial. *British Medical Journal, 311*, 1328–1332.

Süllwold, F. (1995). *Das Hypochondrie-Hysterie-Inventar. Göttingen/Weinheim: Beltz Test.*

Taylor, G. J., Bagby, R. M. & Parker, J. D. A. (1992). The revised Toronto Alexithymia Scale: Some reliability, validity, and normative data. *Psychotherapy and Psychosomatics, 57*, 34–41.

Veale, D., Gournay, K., Dryden, W., Boocock, A., Shah, F., Willson, R. & Walburn, J. (1996). Body dysmorphic disorder: a cognitive behavioural model and pilot randomised controlled trial. *Behaviour Research & Therapy, 34*, 717–729.

Warwick, H. M. C. & Salkovskis, P. M. (1989). Hypochondriasis. In Scott, J., Williams, J. M. G. & Beck, A. T. (Eds.), *Cognitive Therapy in Clinical Practice*. London: Routledge.

Warwick, H. M. C., Clark, D. M., Cobb, A. M. & Salkovkis, P. M. (1996). A controlled trial of cognitive-behavioural treatment of hypochondriasis. *British Journal of Psychiatry, 169*, 189–195.

Wittchen, H. U. & Semler, G. (1991). *Composite international diagnostic interview – CIDI Interviewerheft*. Weinheim: Beltz Test.

Wittchen, H. U., Pfister, H. & Garczynski, E. (1998). *CIDI – Composite International Diagnostic Interview nach ICD-10 und DSM-IV* (der Weltgesundheitsorganisation). Deutsche Version. Göttingen: Hogrefe.

Wittchen, H. U., Schramm, E., Zaudig, M. & Unland, H. (1997). *SKID. Stukturiertes klinisches Interview für DSM-IV, Achse I, deutsche Version*. Göttingen: Hogrefe.

von Zerssen, D. (1971). Die Beschwerden-Liste als Test. *Therapiewoche, 21*, 1908–1914.

8 Anhang

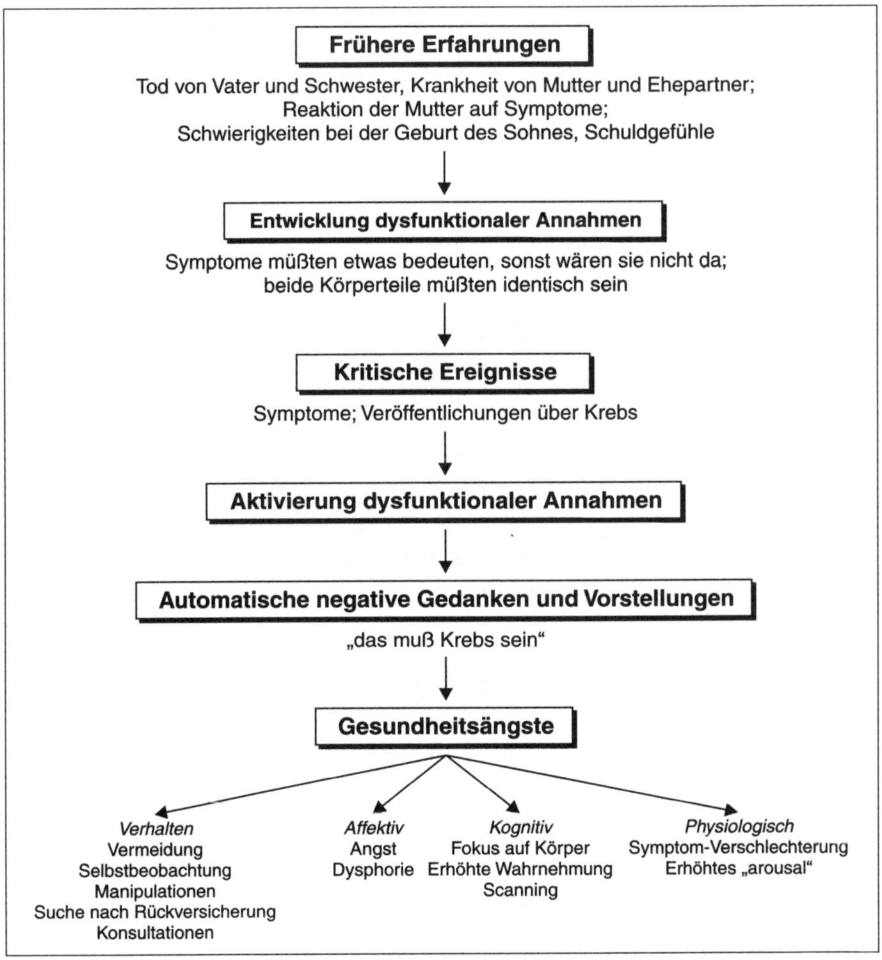

Beispiel für ein Bedingungsmodell
(aus Rief & Hiller, 1992, p. 142; nach Warwick & Salkovskis, 1989)

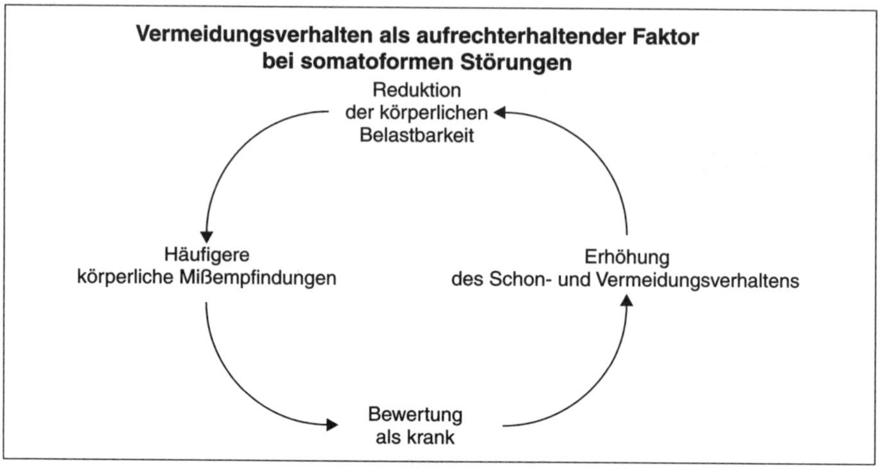

Schaubild zur Veranschaulichung der Funktion von Schon- und Vermeidungsverhalten

Übersicht über einige mögliche therapeutische Ansätze

- Informationsvermittlung
- Einsatz von Selbstbeobachtungsbögen
- Aufmerksamkeitsfokussierung und Aufmerksamkeitslenkung
- Verhaltensexperimente (z. B. zur selektiven Aufmerksamkeit, zur Beeinflussung körperlicher Funktionen, zur Provokation körperlicher Mißempfindungen etc.)
- Biofeedback
- Entspannungsverfahren
- Reduktion der Rückversicherung über Unbedenklichkeit der Beschwerden
- Erarbeitung eines realistischen Gesundheitsbegriffs
- Abbau von Checking-Verhalten
- Abbau von Schon-Verhalten
- Kognitive Umstrukturierung hypochondrischer Befürchtungen
- Emotionstraining
- Training sozialer Kompetenz
- Streßbewältigungsmaßnahmen
- Förderung positiver Körperempfindungen
- Berufliche Reintegration

Eine kleine Hilfestellung für Ärzte

1. Bestätigen Sie die Glaubhaftigkeit der Beschwerden.
2. Sprechen Sie frühzeitig an, daß die wahrscheinlichste Ursache für die Beschwerden keine schwere Erkrankung ist, sondern eine Störung der Wahrnehmung von Körperprozessen, wie sie oftmals unter Streß vorkommt. Bieten Sie ggf. weitere Erklärungsmöglickeiten an.
3. Vermeiden Sie unnötige Eingriffe (z. B. häufige Wiederholung von Untersuchungen).
4. Vermeiden Sie Bagatelldiagnosen und sonstige Verhaltensweisen, die den Patienten in seiner organischen Sichtweise der Erkrankung verstärken.
5. Vereinbaren Sie feste Termine für Nachuntersuchungen. Versuchen Sie, den Patienten zu unterstützen, „spontane“ Arztbesuche zu vermeiden.
6. Motivieren Sie zu einer gesunden Lebensführung (z. B. Streßabbau) und beugen Sie inadäquatem körperlichen Schonverhalten vor.
7. Stellen Sie Rückfragen und lassen Sie den Patienten das Gespräch zusammenfassen, um mögliche Informationsverzerrungen beim Patienten zu erkennen.

Was tun bei Problemen in der Therapie?

Eine kleine Hilfestellung

1. Habe ich zu früh auf psychologische/psychosomatische Modelle gedrängt?
2. Habe ich Interventionen initiiert, ohne daß die motivationale Basis hierfür geschaffen wurde?
3. Kann es sein, daß mir noch wesentliche Informationen fehlen oder vom Patienten vorenthalten wurden? (z. B. traumatische Erfahrungen, Rentenbegehren, Paarkonflikte u. a.)
4. Gibt es problematische Aspekte im Behandlungssetting? (z. B. mehrere Behandler mit unterschiedlichen therapeutischen Botschaften, medizinische und psychotherapeutische Betreuung sind nicht koordiniert u. a.).

Bestellung des Fragebogens SOMS

Das Screening für Somatoforme Störungen – SOMS – ist zum einen ein Fragebogen zur Erleichterung der klassifikatorischen Zuordnung bei Personen mit somatoformen Störungen. Es berücksichtigt sowohl DSM-IV- als auch ICD-10-Kriterien. Zum anderen wird auch eine Version zur Veränderungsmessung angeboten (SOMS-7), die sich zur Therapieevaluation eignet. Schließlich sind in der Testmappe auch Beispiele für Tagesprotokolle bezüglich somatoformer Symptome, Stimmung, Aktivitäten und ähnlichem.

Bestellcoupon bitte kopieren und faxen an:

Testzentrale Göttingen
Robert-Bosch-Breite 25

D-37079 Göttingen

Tel: (05 51) 5 06 88-0/-14/-15
Fax: (05 51) 5 06 88-24
e-mail: testzentrale@hogrefe.de

Hiermit bestelle ich verbindlich ______ Exemplare von W. Rief, W. Hiller und J. Heuser (1997) zum Preis von DM 126,–:

SOMS Das Screening für somatoforme Störungen.

(Testmappe mit Manual, 20 Fragebogen SOMS-2, 20 Fragebogen SOMS-7T, 4 Auswerteschablonen SOMS-2, 20 Exemplare Befindlichkeitstagebücher, 5 Exemplare Kurve des Befindlichkeitstagebuchs)

Bestellnummer: 03 081 01

______________ ______________________

Datum Unterschrift

Meine Adresse:

____

____

____

____